C·H·Beck
PAPERBACK

Johann Hinrich Claussen

Ulrich Lilie

Für sich sein

Ein Atlas der Einsamkeiten

C. H. Beck

Mit 8 Illustrationen von Dirk Uhlenbrock,
erste liga _ büro für gestaltung, Essen

Originalausgabe

www.chbeck.de
Umschlaggestaltung: erste liga _ büro für gestaltung, Essen, Dirk Uhlenbrock
Satz: C.H.Beck.Media.Solutions, Nördlingen
Druck und Bindung: Druckerei C.H.Beck, Nördlingen
Gedruckt auf säurefreiem und alterungsbeständigem Papier
Printed in Germany
ISBN 978 3 406 77488 1

myclimate

klimaneutral produziert
www.chbeck.de/nachhaltig

Inhalt

«... stieg er auf einen Berg,
um für sich zu sein ...»
Matthäusevangelium 14,23

Einleitung

Es ist an der Zeit, dass mehr und anders über Einsamkeit gesprochen wird als bisher. Auch dies hat die Corona-Pandemie gezeigt, die vielen Menschen ganz neu die Erfahrung des Isoliertseins aufgezwungen hat. Einsamkeit ist kein Privatproblem weniger vermeintlich schwieriger oder bemitleidenswerter Personen, sondern hat sich zu einem Massenleiden entwickelt, das jeden betrifft und das den gesellschaftlichen Zusammenhalt gefährdet. Daher wird über Einsamkeit zunehmend wie über eine Krankheit gesprochen, die man heilen kann, oder wie über ein sozialtechnisches Problem, für das es doch eine Lösung geben muss. Es ist eine gefährliche Mode, dass sie zunehmend als «neue Epidemie» oder gar als «Lepra des 21. Jahrhunderts» bezeichnet wird. Dadurch werden die von Einsamkeit betroffenen Menschen krankgeschrieben und sprachlich ausgegrenzt. Das vorliegende Buch will dazu beitragen, angemessen über die vielen verschiedenen Formen von Einsamkeit zu sprechen.

Denn Einsamkeit hat die unterschiedlichsten Gesichter: Da ist das gehänselte Kind, der unpopuläre Teenager, die Studentin im ersten Semester in der fremden Stadt, der Migrant ohne Deutschkenntnisse, die alleinerziehende Mutter, der Dauerpendler, der Künstler ohne Erfolg, die überarbeitete Leistungsträgerin, der Ehemann, der seine Frau pflegt, die Hochbetagte im Heim, die keinen Besuch bekommt, und ungezählte Einzelne mehr. Einsamkeit ist eine sehr persönliche Erfahrung, hinter ihr steht eine individuelle Lebensgeschichte, und doch gibt es allgemeine Faktoren, die sie auslösen können: Krankheit, Behinderung, Sucht, schlechte Verkehrsanbindung und Infrastruktur, vor allem Armut, aber auch ganz normale, wenngleich heikle Lebenswenden wie der Abschied von der Schule, der Eintritt in Ausbildung und Studium, ein neuer Job in einer anderen Stadt, später der Verlust des Arbeitsplatzes oder des Ehepartners.

Einsamkeit kann jeden treffen. Deshalb wäre es so wichtig zu wissen, wie sie entsteht, wie sie sich anfühlt und auswirkt, was aus ihr herausführen kann – aber auch, wie sie sich gestalten und manchmal sogar genießen lässt. Es muss nicht nur ein Unglück sein, allein zu sein. In lauten Zeiten, im Gedränge wird Abgeschiedenheit oft als Befreiung erlebt: Endlich bin ich nur für mich! Darum soll hier gleichermaßen von Einsamkeit, Alleinsein und Für-sich-Sein die Rede sein. «Einsam» will niemand sein, wer aber nie «allein» gewesen ist, hat Wesentliches versäumt. Der Unterschied zwischen dem einen und dem anderen besteht darin, ob das Für-sich-Sein selbstgewählt ist, von einem selbst gestaltet und dann auch beendet werden kann. Im schlimmsten Fall kann aus einem Für-sich-Sein als einer glücklichen Unterbrechung eine lange Isolation werden, aus der man keinen Ausweg mehr findet und die als chronischer Schmerz und Stress empfunden wird. Von einer eher technisch und medikamentös orientierten Medizin wird noch zu wenig wahrgenommen, dass in der Einsamkeit eine der großen Gesundheitsgefahren der Gegenwart liegt.

Einsamkeit ist schambesetzt. Ihr haftet, viel stärker als etwa einer Krebserkrankung, der Geruch des persönlichen Scheiterns, einer eigenen Schuld, Unverträglichkeit und Unwürdigkeit an. Man kann über sie kaum heroische Geschichten des Leidens, des Kämpfens und Überwindens erzählen. Wer von ihr betroffen ist, versucht, sie zu verheimlichen. Dabei wäre ein ehrliches und öffnendes Gespräch über diese Lebenswirklichkeit so vieler Menschen die Voraussetzung dafür, dass man sinnvoll mit ihr umgehen und mit anderen Wege aus ihr heraus finden kann. Dies ist das Anliegen dieses Buches: Es will ein freies Nachdenken und eine anregende Unterhaltung über die vielfältigen Gestalten der Einsamkeit eröffnen. Es wendet sich nicht an eine bestimmte Zielgruppe, sondern an neugierige Leserinnen und Leser, die mehr über dieses Menschheitsthema erfahren und vielleicht ihre eigenen Erfahrungen des Alleinseins darin spiegeln möchten.

Dazu bietet dieses Buch Entdeckungsreisen in die Welt der Einsamkeit an. Es möchte Unbekanntes und Überraschendes vorstellen, beispielhafte Geschichten erzählen, in denen man sich wiedererkennen kann, aber nicht muss, die einen dazu bringen, über das eigene Leben und das der anderen nachzudenken. In diesem Sinn werden hier Orte – reale und symbolische, historische und gegenwärtige – besichtigt: Orte der Angst, der Sehnsucht, des Schmerzes, der Heilung, des Glücks. Entstehen soll so ein Atlas der Einsamkeiten, der Orte und Länder vermisst, aber auch weiße Flecken auf der Landkarte verzeichnet und Kontinente erschließen hilft, die bisher kaum erkundet sind.

Die Gliederung dieses Atlasses orientiert sich an der englischen Sprache, die für «Einsamkeit» drei Wörter kennt: das schreckliche *isolation*, das bittersüße *loneliness* und das geradezu vornehme *solitude*. Das Buch beginnt mit dem Reich der Solitude, das wir im Süden lokalisieren. Wir begegnen hier Menschen, die sich dauerhaft zurückgezogen haben, um ihr Glück oder Seelenheil zu finden. In der

Neuzeit wurden solche dauerhaften Rückzüge zunehmend von zeitweisen abgelöst: Man will eine Zeit lang «für sich sein», spielt mit der Fiktion der Solitude, um dann zu seinen Geschäften zurückzukehren. Das Reich des Für-sich-Seins liegt im Südwesten. Weiter im Westen finden wir die Weiten der Loneliness, in denen Menschen die Süße des Alleinseins auskosten, aber auch ihren Schmerz aushalten. Wer sich in diese Regionen begibt, läuft Gefahr, den kalten Inseln der Isolation im Norden zu nahe zu kommen. Man kann in den Sog der Einsamkeit geraten. Im Nordosten liegen Ankerplätze, die einen noch halten. Im Osten finden sich schließlich die Orte und Wege der Befreiung aus Einsamkeit. Dieser fiktiven Topographie haben wir ein Kapitel über die «Koordinaten der Einsamkeit» vorangestellt, in dem es vor allem darum geht, was die Einsamkeitsforscher aus Medizin, Psychologie und Soziologie heute zu dem Thema beitragen.

Neben der topographischen Verortung der unterschiedlichen Einsamkeiten spielt die historische Dimension eine wichtige Rolle, denn es erscheint unvermeidlich zu sein, im Gespräch über Einsamkeit «früher» und «heute» miteinander zu vergleichen. Oft wird dabei die Vergangenheit verklärt und die Gegenwart entwertet: Früher, so wird oft unterstellt, hätten die Menschen in festen Bindungen miteinander gelebt, heute habe sich die Einsamkeit wie ein unkontrolliertes Virus pandemieartig verbreitet. Solche Behauptungen trüben den Blick auf das, was heute der Fall ist, und lähmen die Phantasie für das, was jetzt heilsam wäre. Zudem gibt es überhaupt keine überzeugenden Argumente oder ausreichenden Daten dafür. Auch für eine explosionsartig gestiegene Alterseinsamkeit – sieht man von den akuten Folgen der Corona-Maßnahmen einmal ab – finden sich kaum stichhaltige Belege. Was sich allerdings stark verändert hat, ist die Dauer des Alters und damit die Länge einer möglichen Alterseinsamkeit. Auch gibt es in der späten, mobilen Moderne mehr Gelegenheiten, zumindest eine Zeitlang einsam zu werden. Nicht zuletzt scheint die negative Bewertung der Einsamkeit in der Öffentlichkeit zugenommen zu haben.

Gegen eine solch einseitige Be- oder gar Verurteilung der Einsamkeit hilft ein Blick auf ihr Wortfeld. Es ist weiter, als manche denken, wie diese unvollständige Liste zeigt: Allein, einsam, selbstgenügsam, zurückgezogen, ausgeschlossen, abgeschnitten, abgeschrieben, isoliert, abgeschieden, ungebunden, losgelöst, frei.

Das heutige Verständnis von «einsam» verdankt sich Martin Luthers Bibelübersetzung. Im Mittelalter bedeutete «einsam» das Gleiche wie das lateinische *unus*, also «eins sein». Es bezeichnete eine göttliche Eigenschaft: eins, mit sich identisch, vollkommen sein. In der mittelalterlichen Mystik wurde daraus die Hoffnung der Mönche und Nonnen, in der «Abgeschiedenheit» selbst «einsam/*unus*» zu werden und mit dem Einssein Gottes zu verschmelzen: «Einsamkeit» war hier ein anderes Wort für «Erlösung».

Luther dagegen verwendete «einsam» als deutsche Übersetzung von *solus* und gab dem Wort damit eine ganz andere Bedeutung. Es war für ihn ein Inbegriff menschlicher Existenz, des tiefen Unglücks, aber auch der Hoffnung auf Gottes Hilfe. In der Luther-Bibel kommt das Wort «einsam» nur wenige Male vor, dann aber sehr eindrucksvoll. So in diesem Gebetsvers *(Psalm 102,7 f.)*:

Ich bin gleich wie ein Rhordomel in der wüsten,
ich bin gleich wie ein Kützlin in den verstöreten Stedten.
Ich wache,
Und bin
wie ein einsamer Vogel auff dem dache.

Die Rohrdommel, ein nachtaktiver Vogel, dessen dunkler Ruf in der Finsternis noch Søren Kierkegaard als die «heimliche Stimme der Einsamkeit» galt, oder das Käuzchen, das in einer kriegszerstörten, menschenleeren Stadt seine Klageseufzer anstimmt, oder der Vogel auf einem Dach, der kein Nest hat – dies sind Bilder für eine existentielle Erfahrung, aus der religiöse Menschen zu Gott rufen: «Wende dich zu mir und sey mir gnädig, denn ich bin einsam und elend.» (Psalm 25,16)

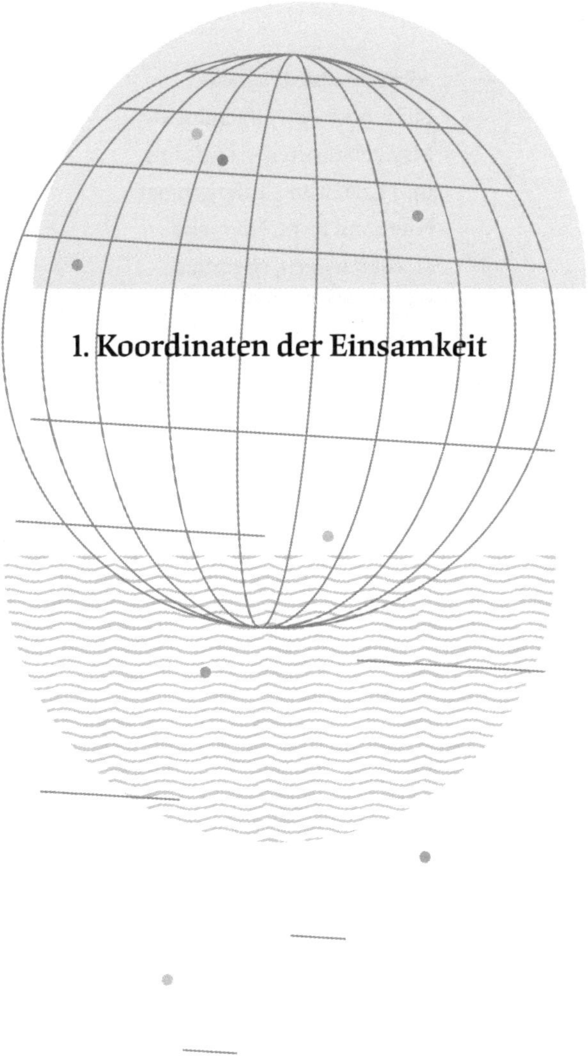

1. Koordinaten der Einsamkeit

Allmählich ist mir das
Licht über den allgemeinsten
Mangel unserer Art Bildung
und Erziehung aufgegangen:
Niemand lernt, Niemand
strebt darnach, Niemand
lehrt – die *Einsamkeit
ertragen.*

Friedrich Nietzsche

Das dreifache Selbst

John T. Cacioppo ist so etwas wie der Vater der modernen Einsamkeitsforschung und hat mit seinem Koautor William H. Patrick 2008 seine Forschungsergebnisse in dem Buch *Loneliness – Human Nature and the Need for Social Connection* veröffentlicht. 2011 ist es unter dem Titel *Einsamkeit. Woher sie kommt, was sie bewirkt, wie man ihr entkommt* auf Deutsch erschienen. Cacioppo und Patrick unterscheiden darin, angelehnt an die Psychologinnen Wendi Gardner und Marilynn Brewer, drei Dimensionen des «Selbst». Diese formen und bestimmen die jeweilige Prägung und Qualität von Einsamkeit oder Gemeinschaftlichkeit und beeinflussen sich wechselseitig.

Da ist erstens das «persönliche, intime Selbst»: das aus ganz individuellen Merkmalen zusammengesetzte, unverwechselbare «Ich», das noch ganz ohne Bezug zu anderen ist. Diesen «Kern» der Persönlichkeit bilden zum Beispiel individuelle Begabungen oder Vorlieben.

Da ist zweitens das «soziale, relationale Selbst», gestaltet durch alles, was ein Mensch in Beziehung zu ihm nahestehenden Personen ist: zu Eltern und Geschwistern, zum Ehepartner oder zur Lebensgefährtin, zu Kindern, Freunden, Nachbarinnen. Man bedenke, was man ohne solche Beziehungen alles nicht täte, erlebte – ja nicht wäre. Nur als Vater geht man zum Elternabend in der Schule. Nur als beste Freundin ist man zu einem Fest eingeladen. Nur im Verein ist man Sportsfreund. Verliert man eine dieser nahen Personen oder engen

Beziehungen – etwa durch Umzug, Streit oder Tod –, dann stirbt buchstäblich auch ein Teil des eigenen «sozialen Selbst».

Drittens gibt es noch das «kollektive Selbst». Es steht für die Zugehörigkeit eines Menschen zu einer «weiter gefassten sozialen Identität», wie einer bestimmten Ethnie, Nationalität, Kultur, Glaubensgemeinschaft oder Berufsgruppe. Auch diese Dimension des Selbst existiert nur durch das Verhältnis zu anderen Personen. Sie prägt das eigene Empfinden und Verhalten auf eine so grundlegende Weise, dass man dies selbst im Alltag kaum wahrnimmt. Man erlebt es bei bestimmten Gemeinschaftsereignissen – etwa dicht gedrängt in der Südkurve des Fußballstadions, wenn man mit Zehntausenden wie aus einem Mund dem Lieblingsverein zujubelt – oder bei einer Reise ins Ausland, bei der einem auffällt, wie anders man selbst ist.

Diesen drei Dimensionen des Selbst entsprechen drei Kategorien der Bindung: die intime, die relationale und die kollektive Einbindung. Dieses zunächst abstrakt wirkende Modell macht verständlich, warum eine einschneidende biografische Veränderung – wie der Umzug in eine fremde Stadt, der Übergang von der Schule zur Berufsausbildung oder später vom Beruf in den Ruhestand, das Ausziehen der Kinder aus dem Elternhaus oder der Verlust eines Partners durch Trennung oder Tod – Vereinsamung auslösen und Ursache einer existentiellen Krise sein kann. In jedem dieser Fälle verändert sich das eigene Selbst. Man verliert nicht nur die Beziehung zu anderen, sondern wird selbst ein anderer – zumindest was die zweite und dritte Dimension des Selbst angeht. Darin kann übrigens auch die Chance liegen, endlich frei zu sein, die eigene Persönlichkeit neu und anders zu entfalten. Cacioppo und Patrick formulieren es so: «Wenn solche Ereignisse Ihnen eines der drei Beine des Stuhls – das intime, das relationale oder das kollektive – wegschlagen, auf dem Sie sitzen, dann stürzt das sichere und tröstende Gefühl der Stabilität in sich zusammen. Und selbst jemand, der sich immer sehr eingebunden gefühlt hat, kann sich plötzlich einsam fühlen.» Manchmal steht man dann aber auch auf und macht sich auf den Weg, eine neue Richtung für das eigene Leben zu suchen und anderen Einbindungen entgegenzugehen.

Einsamkeit und Krankheit

Bereits im Jahr 1948 hat die World Health Organization (WHO) erkannt, dass Gesundheit «mehr ist als die bloße Abwesenheit von Krankheit», und Gesundheit als Zustand eines «vollständigen körperlichen, geistigen und sozialen Wohlbefindens» definiert. Mit anderen Menschen in guter Verbindung zu stehen, ist also auch ein Gesundheitsfaktor. Allein im Fitnessstudio oder vor dem Laptop zu trainieren, wird auf Dauer nur begrenzt das Wohlbefinden steigern. Stets isoliert Sport treibende Menschen leben im Sinne des umfassenden Verständnisses der WHO streng genommen ungesund. Sie sind zwar körperlich fit, aber sie bleiben allein. Fühlen sich Menschen nun über einen längeren Zeitraum schlecht, weil sie keine guten sozialen Beziehungen besitzen, kann dies massive Auswirkungen auch auf ihr körperliches Wohlbefinden und irgendwann auf ihre körperliche Gesundheit haben. Die amerikanische Epidemiologin Lisa Berkman von der Harvard University konnte in einer 1979 – gut dreißig Jahre nach der bahnbrechenden Neudefinition von Gesundheit durch die WHO – vorgelegten Studie statistisch nachweisen, dass Menschen «mit wenigen Bindungen mit zwei- bis dreimal höherer Wahrscheinlichkeit innerhalb der nächsten neun Jahre sterben als solche mit vielen Kontakten». Isoliert lebende Menschen tragen ein beweisbar höheres Risiko, an Herzinfarkt, Durchblutungsstörungen des Gehirns und Störungen des Blutkreislaufs, Krebs oder Magen-Darm-Erkrankungen zu sterben.

Menschen sind eben Gemeinschaftswesen. Nicolas A. Christakis und James H. Fowler, zwei Harvard-Kollegen von Lisa Berkman, haben in zahlreichen Untersuchungen die Bedeutung sozialer Einbindungen untersucht. In ihrem 2009 erschienenen Buch «Connected» haben sie verblüffende Zusammenhänge und Wechselwirkungen zwischen den Gefühlen und Verhaltensmustern Einzelner und ihren sozialen Netzwerken nachgewiesen. Um einsame Menschen zu verstehen, müssen ihre Beziehungen genauer betrachtet werden. Christakis und Fowler zeigten, «dass unsere sozialen Beziehungen tatsächlich Auswirkungen darauf haben, ob wir uns einsam fühlen oder nicht». So fühlen sich Menschen mit einem größeren Freundeskreis weniger einsam. Das klingt trivial, aber interessant dabei ist, dass sich das Gefühl der Einsamkeit in viel stärkerem Maße «auf Freunde als auf Verwandte bezieht». Die Anzahl der Familienmitglieder – anders als die Anzahl der Freunde – beeinflusst das subjektive Gefühl der Einsamkeit deutlich weniger. Einsamkeit hat also eher mit Wahl- als mit Blutsverwandtschaften, vor allem mehr mit der Qualität als mit der Quantität der Beziehungen zu tun.

John T. Cacioppo und William H. Patrick veranschaulichen diese Zusammenhänge eindrucksvoll am Beispiel eines «Manns im Abseits», den sie Mr. Diamantides nennen. Er hatte auf sie zunächst «wie das Musterbeispiel für die Kraft positiven Denkens und eine bestimmte Art von sozialem Können» gewirkt. Mr. Diamantides war Grieche, er hatte keine Kinder, aber eben eine große Familie – «jede Menge Cousinen und Cousins, Nichten und Neffen: ‹Die Familie mag dich so, wie du bist. Das ist eine großartige Unterstützung.›» Im Gespräch betonte der familiär so gut vernetzte griechische Geschäftsmann überzeugend, dass er allein und trotzdem glücklich lebe. Die Forscher waren versucht, ihm zu glauben. Nach eingehender Untersuchung ergab sich allerdings ein ganz anderes Bild. Seine schlechten physiologischen Parameter wie Schlafqualität, Blutdruck und morgendlicher Stresshormonspiegel bestätigten, was schon das Ergebnis seiner Verortung auf der Einsamkeitsskala der University of California war: Mr. Diamantides hatte einen der höchsten Einsamkeitswerte, der den Forschern «je bei einem Studienteilnehmer untergekommen war». Eine große Familie allein schützt also nicht vor Einsamkeit.

Christakis und Fowler erklären diesen Befund unter anderem damit, dass «sich Angehörige größerer Familien nur einem kleinen Kern wirklich nahe fühlen, was den Einfluss weiterer Beziehungen schwächt». Gleichzeitig ist Mr. Diamantides ein Beispiel dafür, wie Menschen die schmerzhafte Erfahrung ihres Isoliertseins vor anderen und besonders vor sich selbst verbergen und durch eine heitere Fassade erträglicher zu machen versuchen – aus Scham. Ein solcher «Missbrauch der Kognitionskraft» – schlicht gesagt: Selbstbetrug – verschärft jedoch ihre schwierige Lage häufig erheblich. Die Scham darüber, einsam zu sein, wird zu einem fatalen Motiv dafür, die Einsamkeit zu vertiefen und zu verfestigen.

Entscheidend für das Lebensgefühl ist also die Qualität der sozialen Einbindung und nicht die Quantität der Beziehungen. Das haben auch die Analysten von Facebook schnell erkannt. Mark Zuckerberg hat 2017 für die Weiterentwicklung des Mission-Statements des amerikanischen Internetriesen, der monatlich zwei Billionen Nutzer erreicht, eine neue Ausrichtung seines Unternehmens gefordert: «Wir haben eine Verantwortung, mehr zu tun, um nicht nur die Welt zu verbinden, sondern um die Welt näher zusammenzuführen.» Denn ob allein die Anzahl der Freundinnen und Freunde auf Facebook oder Instagram der eigenen Einsamkeit entgegenwirken kann, scheint im Licht der Forschungen von Cacioppo und Patrick, Christakis und Fowler fraglich. Hier wartet eine große Aufgabe besonders für gemeinwohlorientierte Organisationen, wie Sportvereine, Schulen, Glaubensgemeinschaften oder Kultureinrichtungen und Einrichtungen der freien Wohlfahrt, die reale, verbindliche und belastbare Beziehungen dort stiften und fördern, wo Menschen tatsächlich wohnen und ihr alltägliches Leben gestalten.

Mehr oder weniger oder gleich viel?

Wer Einsamkeit in einer Gesellschaft messen möchte, steht vor gravierenden methodischen Problemen. Selbstverständlich kann man Menschen befragen, ob sie sich einsam fühlen, und versuchen, dies nach einem Mehr und Weniger zu sortieren. Da aber Einsamkeit etwas höchst Subjektives ist, lässt es sich kaum nach objektiven Kriterien beurteilen, beziffern und vergleichen. Zudem stellen sich viele Abgrenzungsfragen. Ab wann ist ein Mensch wirklich einsam und bis wann nur allein? Welche Formen von Einsamkeit gehören zu einem normalen Lebensweg, und wann ist ein Übermaß erreicht? Das wird jeder Mensch unterschiedlich beantworten – je nachdem, wie er persönlich veranlagt ist und in welcher Kultur und Epoche er lebt. Hier wird das geschichtswissenschaftliche Problem sichtbar: Es gibt keine überzeugende Methode, die Einsamkeiten von heute mit denen von früher zu vergleichen. Es mag spontan einleuchten, dass in der spätmodernen Gegenwart Menschen einsamer sind als in vergangenen Zeiten, in denen sie stärker eingebunden waren. Aber empirisch belegen lässt sich diese Einschätzung nicht.

Der bekannteste Einsamkeitstest ist die «UCLA Loneliness Scale» (vgl. Seite 46 f.). Aber auch er wirft methodische Fragen auf. Entwickelt wurde er nämlich nur für eine bestimmte Zielgruppe: US-amerikanische Studentinnen und Studenten. Zudem sind viele Fragen auffällig unbestimmt. So eignet sich dieser Test nur für eine erste Selbsteinschätzung und grobe Skalierung. Ob er wissenschaftliche, verallgemeinerbare Aussagen über die Einsamkeit breiter Bevölkerungsgruppen oder gar der Gesellschaft im Ganzen erlaubt, muss man bezweifeln.

«Einsam, aber resilient. – Die Menschen haben den Lockdown besser verkraftet als vermutet.» So lautete der Titel einer nach dem ersten Corona-Lockdown erschienenen Studie des Deutschen Instituts für Wirtschaftsforschung. Sie hatte danach gefragt, ob die Maßnahmen zur Eindämmung des Corona-Virus die Deutschen signifikant einsamer gemacht hätten. Dieser Veröffentlichung liegen Daten einer Langzeitbefragung zugrunde, die das Sozio-oekonomische Panel (SOEP) gesammelt und ausgewertet hat. Seit 1984 befragt das SOEP jedes Jahr Haushalte zu ihrer familiären und beruflichen Situation und Lebenszufriedenheit. Ziel dieser ersten Corona-Einsamkeitsstudie war «die Beschreibung der psychischen Gesundheit im April 2020». Als weitere Basis der Studie dienten zwei telefonisch durchgeführte Befragungen von 3615 Personen. Die Befragten wurden gebeten, drei Fragen zu ihrer Einsamkeit auf einer fünfstufigen Skala (nie = 0, sehr oft = 4) zu beantworten. Die Fragen lauteten:

1. Wie oft haben Sie das Gefühl, dass Ihnen die Gesellschaft anderer fehlt?
2. Wie oft haben Sie das Gefühl, außen vor zu sein?
3. Wie oft haben Sie das Gefühl, sozial isoliert zu sein?

Auch hier hängt viel von der subjektiven Einschätzung ab, aber da die gesammelten Antworten mit den Ergebnissen der Langzeitbefragung ins Verhältnis gesetzt werden konnten, besitzen sie eine gewisse Aussagekraft. Das Ergebnis der Studie insgesamt ist wenig überraschend:

> **Die Einschränkungen des öffentlichen Lebens sowie die Kontaktbeschränkungen, die im April 2020 galten, haben der Umfrage zufolge zu einem auffälligen Anstieg der subjektiven Einsamkeit der Menschen in Deutschland geführt. Während die in Deutschland lebenden Menschen im Jahr 2017 im Mittel relativ wenig einsam waren, zeigt sich während der Corona-Krise ein deutlicher Anstieg der Einsamkeit – was in etwa bedeutet, dass eine Person, die im April 2020 durchschnittlich einsam ist, vor Corona im Jahr 2017 zu den 15 Prozent der einsamsten Menschen in Deutschland gezählt hätte.**

Besonders betroffen sind übrigens Frauen und junge Menschen. Allerdings stellte die Studie auch die These auf, dass «Lebenszufriedenheit, emotionales Wohlbefinden und Depressions- und Angstsymptome» zumindest während des ersten Lockdowns im Frühjahr 2020 weitgehend unverändert geblieben sind.

Im Ergebnis lässt sich festhalten, dass Einsamkeit in epochalen Ausnahmesituationen – einer Pandemie, einer Weltwirtschaftskrise oder einem Krieg – steigen. Doch dass sie auch im Laufe einer «normalen» Modernisierung der Gesellschaft zunimmt, wie manche

Alarmisten behaupten, kann mit guten Gründen bezweifelt werden. Selbstverständlich führt die Veränderung von Lebensumständen – mehr Mobilität, andere Wohnformen, kürzere Paarbeziehungen, demographischer Wandel – dazu, dass Menschen ihr Leben anders führen und empfinden, dass sie häufiger dem Risiko ausgesetzt sind, in Einsamkeit zu geraten. Aber dass sie sich tatsächlich in einem dramatischen Ausmaß einsamer fühlen als Menschen früher, lässt sich daraus nicht folgern, denn es ist nicht nur ein quantitatives «Weniger» an Beziehungen, das einem das Gefühl gibt, isoliert zu sein, sondern auch die mangelnde Qualität bestehender Beziehungen: eine unglückliche Ehe, eine zerstrittene Familie, eine unfreundliche Nachbarschaft, ein dysfunktionales Team von Kolleginnen und Kollegen. Gleiches gilt für «Groß-Beziehungen»: Als Mitglied einer Nation, einer Religionsgemeinschaft oder sozialen Schicht kann man sehr einsam sein, wenn man sich abgehängt fühlt oder keine Möglichkeiten der Beteiligung sieht. Entsprechend kommt der Soziologe Janosch Schobin zu diesem Ergebnis:

> **Auf Basis von länder- und zeitvergleichenden Daten ist kein Trend zur Zunahme von Vereinsamung weder in Deutschland noch in Europa, noch in einem globalen Vergleich zu verzeichnen. Eher ist das Gegenteil der Fall: Je weiter die Gleichstellung der Frauen voranschreitet, umso weniger ist von einer Zunahme der Einsamkeit auszugehen.**

Es gibt allerdings eine bedeutsame Verbindung zwischen Einsamkeit und Vertrauen, die die gemessenen Unterschiede in Europa und in angrenzenden Ländern erklären könnte. Länder mit stärkeren «Vertrauenskulturen» – mit einem verlässlichen Rechtssystem, sozialer Sicherheit und demokratischen Mitwirkungsmöglichkeiten – weisen deutlich niedrigere Einsamkeitswerte auf als Länder mit ausgesprochener Misstrauenskultur. So sind die Einsamkeitswerte in skandinavischen Ländern vergleichsweise niedrig, in Ländern wie der Türkei oder Russland aber relativ hoch. Auch das ist also ein Argument mehr für eine offene Gesellschaft, wie der norwegische Philosoph Lars Svendsen erklärt: «Im Hinblick auf Vertrauen und zwischenmenschliche Beziehungen gibt es nachweisbare Unterschiede zwischen Demokratien und totalitären oder autoritären Gesellschaften.» Einsamkeit ist – das wusste schon der ägyptische Hiob zweitausend Jahre vor Christus (vgl. Seite 131) – ein anderes Wort für Misstrauen und darum auch eine politische Angelegenheit.

Chronischer Stress und Schmerz

Die Psychiatrische Ambulanz der Fliedner-Stiftung liegt an einem der bekanntesten und schönsten Plätze Berlins. Der Blick aus dem Zimmer des Chefarztes, Psychiaters und Stressforschers Mazda Adli fällt geradewegs auf den Gendarmenmarkt, wo jeden Tag Tausende sehr unterschiedliche Menschen aus aller Welt ihre Wege kreuzen: Geschäftsreisende, Politikerinnen, Touristen und Flaneure. «Generell ist Anonymität ja nichts Negatives. Sie ist für viele ein Grund, in die Großstadt zu ziehen. Aber sie birgt auch ein größeres Einsamkeitsrisiko. Und Einsamkeit erzeugt sozialen Stress, der krank machen kann», sagt Adli. Der Gründer des Interdisziplinären Forums für Neurourbanistik macht zuallererst den sozialen Stress, den ein sich über lange Zeit hinziehendes oder dauerhaftes ungewolltes Alleinsein auslöst, für schwerwiegende gesundheitliche Folgen der

Einsamkeit verantwortlich. Ungewollte soziale Isolation verursacht das Auftreten und beeinflusst in negativer Weise den Verlauf chronischer körperlicher Erkrankungen wie Bluthochdruck, Herz-Kreislauf-Erkrankungen oder chronisch-obstruktive Lungenerkrankungen. Darüber hinaus kann sie psychische Erkrankungen wie Angststörungen und Depression auslösen oder verstärken, wie zahlreiche wissenschaftliche Studien belegen.

John T. Cacioppo und William H. Patrick haben gezeigt, dass der Mensch evolutionär und genetisch bedingt ein durch und durch soziales Wesen ist. Im Laufe seiner Entwicklung hat er «ein soziales Gehirn» ausgebildet, denn er war von Beginn an auf Kooperation und Zugehörigkeit zu einer Gemeinschaft angewiesen. Nur in einer Gruppe konnte der Frühmensch unter widrigen Bedingungen überleben oder Gefahren, wie zum Beispiel Raubtieren, trotzen. Diese Ur-Erfahrung hat zu einer genetischen Disposition der menschlichen Spezies geführt und bestimmt ihr Verhalten bis heute: «Wie wohlhabend und technisch fortgeschritten unsere Gesellschaften auch sein mögen, unterhalb der Oberfläche sind wir immer noch dieselben verwundbaren Wesen, die sich schon vor 6000 Jahren aus Angst vor einem Gewitter zusammenkauerten.» Darum verursacht unfreiwillige soziale Isolation bis heute und auch beim modernen Menschen sozialen, körperlichen und seelischen Stress und Schmerz. Dieser lässt sich mithilfe funktionaler Magnetresonanztomografie als Aktivität in der gleichen Hirnregion nachweisen, die «auch emotionale Reaktionen auf körperlichen Schmerz registriert». Diese unmittelbaren Reaktionen auf unfreiwillige soziale Isolierung haben entwicklungsgeschichtlich einen eindeutigen Sinn: Sie bewirken bis heute, dass Menschen solch eine Isolierung möglichst schnell überwinden wollen.

Anhaltende Einsamkeit erzeugt Stress, der im ungünstigen Fall zu einem psychischen und physischen «Verschleißprozess» führen kann. Nach Cacioppo und Patrick kann er in mehrfacher Weise unser Verhalten negativ beeinflussen und unsere Gesundheit nachhaltig schädigen: So neigen Menschen, die das Gefühl haben, dass andere sie nicht wertschätzen, mit größerer Wahrscheinlichkeit zu ungesunden Verhaltensweisen und geben weniger gut auf sich acht. Sie ernähren sich eher fett- und kalorienreich, rauchen und trinken tendenziell mehr. Das mit Einsamkeit einhergehende disfunktionale Selbstschutzverhalten besonders von Älteren führt nachweislich zu mehr Streit in der Ehe oder mit Nachbarn. Vereinsamte empfinden Konflikte zudem als schwerwiegender und bedrohlicher als nichteinsame Menschen. Es fällt ihnen schwerer, hilfreiche Bewältigungsstrategien zu entwickeln. Manche von ihnen kapitulieren schneller, vermeiden oder erdulden Konflikte. Andere dagegen suchen im Übermaß Streit: Konflikt als Ersatzkontakt.

Das Zusammenspiel solcher Faktoren wirkt oft wie ein Teufelskreis, aus dem Betroffene sich dann selbst kaum mehr befreien können. Einmal so gefangen, leiden Menschen unter erheblichem Stress. Zugleich sind sie immer weniger in der Lage, mit diesem Stress angemessen umzugehen oder ihm etwas entgegenzusetzen, das aus dem Teufelskreis hinausführen könnte. Eine «eindeutig belegbare Folge sozialer Entfremdung und Isolation» ist ein Mangel an Ruhe und Entspannung sowie eine deutlich schlechtere Schlafqualität. Dauerhaft schlechter Schlaf wiederum ist ein nachgewiesener Risikofaktor für viele physische und psychische Erkrankungen. Viele vereinsamende Menschen verfangen sich regelrecht in diesem Spinnennetz der Wechselwirkungen fataler Faktoren. Es gelingt ihnen nicht mehr, ihre durchaus vorhandenen sozialen Fähigkeiten und inneren Bewältigungskräfte angemessen einzusetzen.

Ein dauerhaftes Gefühl von Einsamkeit wirkt sich schließlich auch auf die Qualität von bestehenden Freundschaften aus: Dauerhaft einsame Menschen «verlieren über einen Zeitraum von zwei bis vier Jahren rund acht Prozent ihrer Freunde … Einsame Menschen schließen nachweisbar weniger neue Freundschaften und nennen auch weniger Menschen ihre Freunde.» Einsamkeit ist also «sowohl eine Folge der Beziehungslosigkeit als auch deren Ursache».

Christakis und Fowler konnten bei ihrer Forschung zu Netzwerken auch einen Ansteckungseffekt von Einsamkeit nachweisen, der eng mit der räumlichen Nähe zu anderen einsamen Menschen zusammenhängt: «Wenn ein in der Nähe wohnender Freund sich an zehn zusätzlichen Tagen einsam fühlt, dann steigt die Zahl unserer einsamen Tage um etwa drei, und wenn diese Person ein guter Freund ist, können es sogar vier Tage sein.» Auch Nachbarn stecken sich gegenseitig mit dem Einsamkeitsgefühl an: «Fühlt sich der Nachbar an zehn zusätzlichen Tagen im Jahr einsam, kommen auf der anderen Seite des Zauns zwei Tage hinzu.» Eine verblüffende, aber für Präventionskonzepte hochinteressante Entdeckung. Aber wie fühlt sich Einsamkeit eigentlich an?

Einsamkeit fühlt sich für «das soziale Tier Mensch» wie ein Mangel an und ist in dieser Hinsicht dem Durstgefühl vergleichbar. Der Mensch strebt nach schneller Abhilfe dieses Mangels. Aber Vereinsamte sprechen eben nicht über ihre Einsamkeit. Denn in der Gesellschaft gehören Leistungsfähigkeit, persönliche Attraktivität und gute Vernetzung zu den wichtigsten Werten. Mazda Adli spricht von einem «enormen Tabu», das selbst Klienten, die von sich aus Hilfe in der Ambulanz gesucht hätten, oft erst nach vielen Therapiesitzungen durchbrechen können. Einsamkeit haftet ein Geruch von Scheitern an. Sehr häufig – so der Leiter der Ambulanz – sei die Erfahrung von anhaltend empfundener Einsamkeit auch in seiner Praxis mit Gefühlen von Aussichtslosigkeit und Selbstabwertung verbunden. Betroffene Menschen schämen sich angesichts der empfundenen und realen Stigmatisierung für ihre Einsamkeit und sprechen ihr Leiden selbst in einer Therapie nur sehr zögerlich an. Erschwerend wirkt sich auch aus, dass viele einsame Menschen wahrnehmen, von ihrer Umgebung gemieden zu werden. Offenkundig steht Einsamkeit auch öffentlich in dem Verdacht, ansteckend zu sein. Die Hürden auf dem Weg zurück in ein sozial eingebundenes Leben werden so oft nicht nur durch die Betroffenen – zum Beispiel durch ein manchmal befremdliches Verhalten – erhöht, sondern auch der unsichtbare Bannkreis um Einsame herum lässt aus Hürden irgendwann hohe Mauern werden.

Isolation durch Schmerz

Menschen mit Behinderungen oder dauerhaften Beeinträchtigungen tragen ein erhöhtes Risiko, im Laufe ihres Lebens zu vereinsamen. Ein erschütterndes Beispiel dafür ist Ludwig van Beethoven. Davon zeugt diese berühmte Notiz, die er im Alter von zweiunddreißig Jahren am 6. Oktober 1802 in Heiligenstadt verfasst hat:

> **O ihr Menschen, die ihr mich für feindselig, störerisch oder misanthropisch haltet …, wie unrecht tut ihr mir! Ihr wisst nicht die geheime Ursache von dem, was euch so scheinet … Mit einem feurigen, lebhaften Temperament geboren, selbst empfänglich für die Zer-**

streuungen der Gesellschaft, musste ich früh mich absondern, einsam mein Leben zubringen. Wollte ich auch zuweilen mich einmal über alles das hinaussetzen, o wie hart wurde ich durch die verdoppelte traurige Erfahrung meines schlechten Gehörs dann zurückgestoßen … O ich kann es nicht! Darum verzeiht, wenn ihr mich da zurückweichen sehen werdet, wo ich mich gerne unter euch mischte … wie ein Verbannter muss ich leben.

Eine besondere Gruppe unter denen, die in Folge einer körperlichen Belastung einsam sind, bilden Menschen, die an chronischen Schmerzen leiden. Es handelt sich, so die Psychologin und Psychotherapeutin Ursula Frede, um zwischen fünf bis acht Millionen Menschen in Deutschland. Sie stammen aus allen Altersgruppen und verschiedenen Milieus. Zu ihrem andauernden körperlichen Missempfinden gesellt sich zumeist ein psychisches Leiden an diesem Störgefühl. Dieser doppelte Schmerz belastet auf Dauer auch das Verhältnis zu anderen Menschen. Chronische Schmerzpatienten neigen dazu, sich zurückzuziehen. Ein naheliegender Grund besteht, so Frede, darin, dass «Schmerzen erschöpfen. Diese Erschöpfung wird noch verstärkt durch Nebenwirkungen von Medikamenten (Benommenheit, Übelkeit, Schwindel).» Man kann nicht mehr so unbefangen und aktiv Teil einer Gemeinschaft sein wie vorher und bleibt lieber für sich.

Die Isolation der Schmerzpatienten wird verschärft durch ein problematisches Verhalten ihrer Mitmenschen. Es kommt häufig vor, dass Angehörige, Freunde und Bekannte von sich aus den Kontakt meiden. Viele von ihnen können mit einem dauerhaften Schmerzleiden nicht umgehen. Sie reden die Schmerzen mit einem «Das wird schon wieder» klein, legen ein Mitleid an den Tag, das überheblich oder entmündigend wirkt, oder erteilen ungebeten wenig sachdienliche Ratschläge, manchmal weisen sie den Betroffenen sogar eine Schuld zu. All diese Reaktionen isolieren die leidenden Menschen. Problematisch ist dabei nicht eine einzelne unangemessene Äußerung, sondern die Häufigkeit. Zum chronischen Schmerz gesellt sich die ausschließende Erfahrung einer chronischen Zurecht- und Zurückweisung. Die Einstellung des sozialen Umfelds zum Schmerz ist also von entscheidender Bedeutung: Ist sie von einer Haltung geprägt, dass Schmerz nicht sein darf und mit allen Mitteln bekämpft werden muss, können die unheilbaren oder kaum therapierbaren Schmerzpatientinnen und Schmerzpatienten nur als Störung und Bedrohung gesehen werden, und dann wird man sich ihnen gegenüber entsprechend verhalten. Dies wird von den Betroffenen natürlich wahrgenommen und verstärkt ihre Rückzugstendenzen, weil, so Frede, «Einsamkeit in Gegenwart anderer besonders schwer zu ertragen ist».

Ziehen sich Schmerzpatienten zurück, wird ihnen dies nicht selten als Antriebsschwäche oder depressive Verstimmung ausgelegt. Auch dies verfestigt ihre Isoliertheit. Frede erklärt dazu: «Das Gefühl der Einsamkeit entsteht nicht unbedingt durch den Rückzug selbst, jedoch immer dann, wenn dieser Rückzug nicht respektiert, wenn erschöpfte Kraft als Willensschwäche, die Berücksichtigung eigener Grenzen als Schon- und Vermeidungsverhalten gedeutet werden.»

Wer mit chronischen Schmerzpatienten zu tun hat, sollte deshalb diese Einsicht von Max Frisch beherzigen: «Auch sind wir die Verfasser der anderen; wir sind auf eine heimliche und unentrinnbare Weise verantwortlich für das Gesicht, das sie uns zeigen, verantwortlich nicht für ihre Anlage, aber für die Ausschöpfung dieser Anlage.» Frede empfiehlt mehr mitfühlende und verstehende Solidarität. Dazu gehört, dass Patienten, Therapeutinnen und Angehörige sich anders mit dem Phänomen «Schmerz» auseinandersetzen: «Wie ein Mensch auf seinen Schmerz reagiert, hängt weitgehend davon ab, wie er ihn versteht, das heißt welche Vorstellungen er sich vom Wesen des Schmerzes macht, entspricht seinem Welt- und Menschenbild, das wiederum kulturellen und religiösen Einflüssen unterliegt.» Wichtig ist also ein je «eigenes Schmerzkonzept», das von anderen verstanden und respektiert wird. Dafür aber müssten sich alle gemeinsam einer Frage stellen: «Was wäre, wenn wir (ob Therapeut oder Patient) uns von der Kontrollierbarkeit von Schmerz verabschiedeten? Wenn wir den Schmerz als Merkmal menschlicher Existenz anerkennten und uns bemühten, ihn nach Möglichkeit zu lindern, ohne im Fall eines Misslingens nach dem Schuldigen zu suchen?»

Begabungen für das Alleinsein und das Zusammensein

Die Frage, ob man lieber für sich oder mit anderen ist, ob man das Alleinsein sucht oder meidet und unter Einsamkeit leidet, hat auch mit inneren Einstellungen zu tun, die Menschen angeboren sind.

John T. Cacioppo und William H. Patrick veranschaulichen das anhand eines Beispiels einer unglücklichen Liebe. Greg und Jean kannten sich noch von der Highschool aus dem heimischen ländlichen Umfeld, trafen sich dann zufällig in New York wieder und fassten schnell den Entschluss zusammenzuziehen. Zu schnell, um wirklich glücklich miteinander zu werden, wie sich bald herausstellt. Denn während Jean alle ihre Hoffnungen in diese intensive Zweisamkeit setzt und mit großem Engagement die gemeinsame Wohnung einzurichten beginnt und bald von Heirat spricht, droht Greg, der vor ihrem Wiedersehen eigentlich ganz gern allein in New York gelebt hatte, an dieser von ihm so nicht gewollten Enge regelrecht zu ersticken. Schließlich kommt es, wie es kommen muss: zu einem großen Streit und schließlich zur Trennung.

Cacioppo und Patrick sprechen im Fall von Greg und Jean von – in Studien nachgewiesenen – unterschiedlichen «genetischen Thermostaten», die das jeweilige unterschiedliche menschliche Bedürfnis nach sozialer Einbindung regeln. So ist der genetische Thermostat bei Greg offensichtlich auf eine viel geringere Temperatur eingestellt als bei der nach großer Nähe strebenden Jean. Es gibt, so Cacioppo und Patrick, durchaus Varianzen «genetisch geprägter (und individuell verschiedener) Bedürfnisse nach sozialer Einbindung». Es gibt Menschen wie Greg, die offenbar lieber allein sind, und Menschen wie Jean, die die enge Nähe anderer brauchen, um sich glücklich zu fühlen.

Andere Forscher in den USA, aber auch in Deutschland haben aufwendige psychologisch-statistische Instrumente entwickelt, um genau zu erfassen, ob und in welchem Maß ein Mensch lieber allein oder in Gesellschaft ist. Das Ergebnis dieser wissenschaftlichen Bemühungen ist wenig überraschend: Es gibt Menschen, die lieber in Gemeinschaft sind, und andere Menschen, die es genießen, auch einmal allein zu sein. Beides gehört zum Menschsein, weder das eine noch das andere muss ein Problem darstellen.

Aber es handelt sich hier offenbar nicht um eine eindeutige und unveränderliche Prägung. Unter Berufung auf den Evolutionsbiologen Edward O. Wilson gehen Cacioppo und Patrick von einer «ziemlich elastischen» Leine aus, an der die Gene das Verhalten hier führen. Die jeweilige Prägung setzt dem individuellen menschlichen Bedürfnis nach weniger oder mehr sozialer Einbindung zwar bestimmte Grenzen, sie «lässt uns aber auch einen beträchtlichen Freiraum». Die Gene eines Menschen bestimmen also nicht allein und von vornherein, wie einsam er sein wird, sondern sie stehen mit dem Verlauf seiner Lebensgeschichte, seinen konkreten jeweiligen Lebensumständen und seiner Umwelt in einer dynamischen Wechselwirkung.

Entscheidend ist das Zusammenspiel von drei komplexen Faktoren: Zuerst wirkt sich bei jedem Menschen eine erblich bedingte und unterschiedlich ausgeprägte «Empfindlichkeit gegenüber fehlender sozialer Einbindung» aus, die wie ein Thermostat die jeweilige Neigung des Menschen prägt und Stresssignale «auslöst oder abstellt», wenn dem persönlichen Bedürfnis nach sozialer Einbindung entsprochen wird oder eben nicht. Sodann aber verfügt jeder Mensch durchaus auch über eine Fähigkeit, die mit Erfahrungen von Isoliertheit einhergehenden Emotionen selbst zu beeinflussen. Cacioppo und Patrick sprechen etwas technisch von der Fähigkeit zur «Selbstregulation», mit der Menschen auch starke Phasen der Einsamkeit bewältigen und dabei «relativ ausgeglichen», also ohne besondere Stresssymptome, leben können.

Verschärfen und verlängern sich die Phasen der Einsamkeit allerdings über ein gewisses Maß hinaus, wird die Fähigkeit zur Selbstregulation zunehmend beeinträchtigt oder erlischt sogar. Die Forscher sprechen dann von einer «Fehlregulation, die uns auf Zellebene empfänglicher für verschiedene Stressoren macht und die bewirkt, dass uns beruhigende und heilsame Funktionen wie Schlafen weniger gut gelingen». Als Folge bedrohen diese stressbedingten «Fehlregulationen» die Grundfesten des persönlichen und sozialen Lebens mit gravierenden Auswirkungen für die psychische und physische Gesundheit.

Das Hormon der Nähe

Im Jahr 1906 entdeckte der englische Forscher Hernry Dale das Hormon Oxytocin, das bei allen Säugetieren eine wichtige Rolle im Geburtsprozess, beim Stillen und in der sozialen Interaktion spielt. Der Name des Hormons, das im Hypothalamus produziert wird, ist eine Zusammensetzung aus zwei altgriechischen Wörtern, die für «schnell» und «leichte Geburt» stehen. Oxytocin löst nicht nur die Wehen bei der Geburt aus, indem es die Gebärmutter dazu bringt, sich zusammenzuziehen, sondern stimuliert auch die weibliche Brust zur Abgabe von Milch. Erstaunlicherweise entwickelt sich, so John T. Cacioppo und William H. Patrick, «mit der Zeit aus diesem Reiz ein bedingter Reflex bei der Mutter», der schon beim Anblick ihres Kindes die Milch fließen lässt.

In Tierexperimenten entwickelten Mutterschafe, denen Oxytocin injiziert wurde, eine mütterliche Beziehung auch zu Lämmern, die sie gar nicht geboren hatten. Umgekehrt verhinderte eine Blockade der Ausschüttung, dass Mutterschafe eine Bindung zu ihren eigenen Lämmern entwickeln konnten. Oxytocin wird auch bei Menschenaffen ausgeschüttet, wenn diese sich gegenseitig das Fell reinigen. Es fördert so die soziale Harmonie in der Gruppe.

Cacioppo und Patrick sprechen darum von Oxytocin als der «Chefsubstanz der sozialen Einbindung». Körperliche Berührung und innige Nähe führen auch bei Menschen zu einer erhöhten Produktion dieses Hormons. Es überschwemmt regelrecht den Körper, «wenn sich Menschen der ultimativen sozialen Verbindung hingeben, sprich Sex miteinander haben. Auch in diesem Fall senkt das Hormon der Bindung den Blutdruck und den Stresshormon-Spiegel.»

Während Einsamkeit mit Beziehungslosigkeit und Kälte verbunden wird, erhöht soziale Einbindung und körperlich-seelische Nähe tatsächlich die Temperaturen: «Oxytocin erzeugt Wärme zwischen Lebewesen, indem es die Wärme von einer Körperregion zur anderen leitet. Säuglinge, die gerade gestillt werden, zeigen eine verstärkte Durchblutung von Händen und Füßen. Je wärmer die Mutter, desto wärmer die Füße des Kindes. Bei allen zwischenmenschlichen Begegnungen, die mit warmem Oberkörper und rosigen Wangen einhergehen, bewirkt Oxytocin diese Weiterleitung der Wärme.» Darum wird Oxytocin auch als «Glücks-» oder «Kuschelhormon» bezeichnet. Es fördert zudem nachweislich die Gesundheit, wirkt stressreduzierend, schmerzlindernd und senkt den Blutdruck. Einsame Menschen leiden auch deshalb so, weil sie solche Berührung und deren heilsam-tröstliche Wirkung entbehren.

Nicht-Orte

Marc Augé gilt als der «Ethnologe des Nahen». 1992 hat er sein berühmtes Buch *Nicht-Orte* veröffentlicht, das auch ein Buch über Einsamkeit ist. Augé beschreibt darin die weltweit zu beobachtende Zunahme von kurzlebigen und sinnentleerten Funktionsorten. Es sind unwirtliche Baulichkeiten und Infrastrukturen, die Empfindungen von Beheimatung und Einbindung stören, vernichten oder gar nicht erst entstehen lassen. Flughäfen, Supermärkte, Flüchtlingslager, Autobahnraststätten, Gewerbeanlagen oder Hotelketten sind für ihn solche «Nicht-Orte», die dem Ort, an dem sie sich befinden, keinerlei Individualität schenken, sich auf keine gemeinsame Vergangenheit beziehen und keine sozialen Beziehungen stiften. Sie sollen ja verwechselbar und austauschbar sein. Darin stehen sie beispielhaft für die Lebens- und Arbeitsbedingungen der globalisierten Spätmoderne.

Man kann zu diesen «Orten des Ortlosen» keine Beziehung aufnehmen, man kann sie nur benutzen. Ihnen fehlt alles, was «Heimat» ausmacht: eine Erinnerung, die man mit anderen teilen kann, eine Gegenwart, in der etwas Individuelles lebt, eine gemeinsam gestaltete Zukunft. Deshalb sind sie so etwas wie der geografische Nährboden für Gleichförmigkeit und Einsamkeit. Existentiell Bedeutsames hat in ihnen keinen Raum. Deshalb sind sie auch in einem tieferen Sinn hässlich: Sie bieten keine Anknüpfungsmöglichkeiten für gehaltvolle Symbole. Sie bilden eine Welt,

> **die Geburt und Tod ins Krankenhaus verbannt, eine Welt, in der die Anzahl der Transiträume und provisorischen Beschäftigungen unter luxuriösen oder widerwärtigen Bedingungen unablässig wächst, eine Welt, die der Durchreise, dem Provisorischen und Ephemeren überantwortet ist.**

Selbstverständlich existieren die «Nicht-Orte» selten in reiner Form, zumeist besitzen sie ein Mischgestalt. Häufig befinden sie sich in direkter Nachbarschaft zu geschichtsträchtigen, schönen und beliebten «Erinnerungsorten». Nicht selten versuchen sie, von deren Bedeutsamkeiten etwas auf sich überzuleiten. Doch dabei beschädigen sie diese zumeist. Viele Innenstädte oder Tourismusregionen bieten genau diese Mischung aus berühmten Gebäuden, traditionsreichen Straßen mit ihrem «eingeschriebenen und symbolisierten Sinn» und riesigen Einkaufszentren mit den überall gleichen Ladenketten, Fast-Food-Restaurants oder Hotelketten. Zu der Stereotypie der Nicht-Orte passt die «stereotype Sprache» derer, die diese Orte bauen und betreiben: Verkehrsplaner, Reiseveranstalter, Hotellerie oder Freizeitindustrie. Sie reden über diese Orte ohne Eigenschaften und ihre Umgebungen, als würden sie aus einer Gebrauchsanweisung vorlesen.

Augé veranschaulicht diese Entwicklung am Beispiel der Trassenführung der französischer Autobahn:

> Zum einen umgeht sie aus funktionalen Gründen sämtliche Schauplätze, in deren Nähe sie uns führt; zum anderen kommentiert sie diese Schauplätze. Die Raststätten tun ein Übriges, indem sie weitere Informationen bereitstellen und sich als regionale Kulturhäuser gerieren; ihr Angebot umfasst lokale Erzeugnisse, Karten und Reiseführer, die von Nutzen sein können, wenn man sich zum Anhalten entschließt. Doch die meisten Reisenden halten nicht an; vielmehr kommen sie wieder einmal vorbei, im Sommer oder mehrmals im Jahr, so dass der abstrakte Raum, den man ihnen «auf den Autobahnschildern» regelmäßig eher zu lesen als zu sehen gibt, mit der Zeit auf seltsame Weise vertraut wird.

Führten vor Jahrzehnten die Land- und Nationalstraßen noch mitten durch das alltägliche Leben, sind es heute «bezeichnenderweise die regional und lokal bedeutsamen Strecken, die zunehmend stillgelegt werden». Auch die Hochgeschwindigkeitszüge, die eine immer größere Ähnlichkeit mit Flugzeugen aufweisen, erlauben keinen Blick mehr in die «Intimität des Alltags, der Gartenseite, Schlafzimmer und abends auf der erleuchteten Seite». An die Stelle der direkten Begegnungen und persönlichen Eindrücke tritt eine vermittelte, stereotype und durch und durch ökonomisierte Welt.

Ein Nicht-Ort löst von Bindungen und macht eben auf diese Weise auch: einsam. Ein Nicht-Ort

> befreit den, der ihn betritt, von seinen gewohnten Bestimmungen. Er ist nur noch, was er als Passagier, Kunde oder Autofahrer tut und lebt. Vielleicht gehen ihm noch die Sorgen vom Vortag oder die von morgen durch den Kopf, doch seine augenblickliche Umgebung befreit ihn vorläufig davon. Letztlich findet er sich hier mit einem Bild seiner selbst konfrontiert, allerdings mit einem ziemlich fremdartigen Bild. Das einzige Gesicht, das er sieht, die einzige Stimme, die Gestalt annimmt in dem schweigsamen Dialog, der sich zwischen ihm und der Landschaft mit den an ihn wie an die anderen gerichteten Texten entwickelt, sind seine eigenen – Gesicht und Stimme einer Einsamkeit, die umso verwirrender ist, als sie an die Einsamkeit von Millionen anderen gemahnt. Der Passagier der Nicht-Orte findet seine Identität nur an der Grenzkontrolle, der Zahlstelle oder der Kasse des Supermarktes. Als Wartender gehorcht er denselben Codes, wie die anderen, nimmt dieselben Botschaften auf, reagiert auf dieselben Aufforderungen. Der Raum des Nicht-Ortes schafft keine besondere Relation, sondern Einsamkeit und Ähnlichkeit.

Es ist schon vielfach beobachtet worden, dass die wichtigsten Hilfen gegen Einsamkeit nicht nur eine harmonische Familie und ein vertrauenswürdiger Freundeskreis sind. Mindestens so entscheidend ist die Nachbarschaft. Finden sich in ihr Orte und Gelegenheiten, bei denen man zwanglos und beiläufig anderen Menschen begegnen kann? Gibt es Straßen und Plätze, auf denen man andere grüßen und ein kleines Gespräch führen kann? Einsamkeit oder Gemeinsamkeit – das ist auch eine Frage der Stadtplanung, Verkehrsführung und Architektur.

Nicht ohne Grund hat Mazda Adli in Berlin unter dem Titel «Stress and the City» zusammen mit der Alfred Herrhausen Gesellschaft ein interdisziplinäres Forum aus Neurowissenschaftlern, Architektinnen und Stadtplanern gegründet, das zusammen mit Soziologinnen und Philosophen sowie mit breiter Bürgerbeteiligung bessere Voraussetzungen für psychische Gesundheit in der Stadt schaffen will. In der Präambel zu den neun Thesen einer «Charta der Neurourbanistik» heißt es: «Das Risiko für stressabhängige psychische Erkrankungen wie Depression, Schizophrenie und Angsterkrankungen ist in den Ländern des globalen Nordens für Stadtbewohner*innen größer.» Die Charta entfaltet dann in neun Thesen unter den Überschriften «Dichte», «Beziehungen», «Öffentlichkeit», «Vielfalt», «Ästhetik», «Segregation», «Mobilität», «Teilhabe» und «Kultur» Empfehlungen für die Stadtpolitik und alle, die die Stadt «zu einem Ort der Resilienz für ihre Bewohner*innen machen und die psychische Gesundheit der urbanen Gesellschaft schützen». Wer erfolgreiche Prävention gegen Einsamkeit gestalten will, kommt an der Neugestaltung und innovativen Überplanung der städtischen Räume nicht vorbei. Andernfalls wird die bereits im Jahr 1965 von Alexander Mitscherlich diagnostizierte «Unwirtlichkeit unserer Städte» einen fruchtbaren und zugleich furchtbaren Boden für noch mehr Einsamkeit bereiten.

Schritte aus der Einsamkeitsfalle

Menschen, die sich über eine längere Zeit einsam fühlen, leben in einem doppelten Konflikt mit sich selbst und ihrer Umwelt, der mit viel Angst und Stress verbunden ist. Zum einen halten sie ihre unfreiwillige Isolation oft für ein ebenso selbstverschuldetes wie unveränderliches Schicksal. Zum anderen neigen sie dazu, ihren Mitmenschen unlautere Motive zu unterstellen. Ihre Wahrnehmung von sich selbst und anderen droht sich zu verzerren. Es kann sich eine, wie John T. Cacioppo und William H. Patrick schreiben, «von Einsamkeit herbeigeführte zynische Weltsicht» entwickeln. Dies kann fatale und höchst reale Folgen zeitigen, irgendwann zu «nachgewiesenermaßen echter sozialer Ablehnung» führen. Der sozialpsychologische Mechanismus einer verfehlten, einseitig negativen Selbst- und Fremdwahrnehmung beschreibt die «Einsamkeitsfalle». Sie kann wie eine sich selbst erfüllende Unheilsprophezeiung wirken: Redet man sich nur lange genug ein, dass man nicht liebenswürdig ist und andere einem nicht wohlgesinnt sind, dann könnte daraus eine existentielle Wirklichkeit werden. Ohne fachliche Hilfe findet man nur noch schwer aus dieser Falle heraus.

So konnte, wie Cacioppo und Patrick erklären, in Studien gezeigt werden, dass «einsame Studenten ihre Mitbewohner im Studentenwohnheim negativer wahrnehmen, als ihre nicht-einsamen Kommilitonen es tun». Hier spielt auch der Faktor «Zeit» eine nachweisbare Rolle: Je länger ein einsamer Mensch sich in negativ verzerrten Wahrnehmungsmustern bewegt, desto stärker verfestigen sie sich, manchmal radikalisieren sie sich auch. Im schlimmsten Fall entwickelt sich eine chronische und nur schwer aufzubrechende Einsamkeit. Andererseits ist Einsamkeit – auch das betonen Cacioppo, Patrick und andere Forscher – eben keine unheilbare Krankheit und kein unabänderliches Schicksal: «Sich von Zeit zu Zeit einsam zu fühlen, ist nichts anderes, als sich von Zeit zu Zeit hungrig oder durstig zu fühlen. Es ist Teil des Menschseins.» Deshalb sind grundsätzliche Veränderungen zum Besseren immer denkbar.

Darum haben Cacioppo und Patrick für Menschen, die durch Einsamkeit gefährdet sind, vier Vorschläge zur sozialen Einbindung entwickelt. Sie sind das Ergebnis langjähriger empirischer Forschungen, in das aber auch viel gesunder Menschenverstand eingeflossen ist. Ihr Programm trägt die Überschrift «EASE», was im Englischen so viel wie «lindern, erleichtern, entspannen» bedeutet.

1. «E» wie «Erweitern des Aktionsradius». Es wird empfohlen, dass einsame Menschen bewusst aus ihrem unfreiwilligen Rückzug ausbrechen. Dabei sollten sie sich vor allem am Anfang nicht selbst überfordern und auch keine allzu hohen Erwartungen an andere hegen. Es geht ganz pragmatisch um eine überschaubare und gut zu leistende Ausweitung des zwischenmenschlichen Aktionsradius: zum Beispiel durch einen Besuch einer öffentlichen Bibliothek oder einen Einkauf im Supermarkt. Dabei sollte versucht werden, sich in einer Art absichtsloser und beiläufiger Kommunikation zu üben: Zum Beispiel mit Sätzen wie «Dieses Buch hat mir auch sehr gut gefallen» oder «Ist es nicht herrlich heute?». Es geht zunächst nur darum, sich ohne große Erwartungen aus der eigenen Isolation herauszuwagen und dabei höfliche oder sogar freundliche Reaktionen, ein kleines soziales Echo, hervorzurufen. Diese soziale Selbst-Erweiterung kann durch ein ehrenamtliches Engagement – in einem Sportverein, einer sozialen oder kulturellen Einrichtung, einer Kirchengemeinde – vertieft und verstetigt werden. Wichtig ist dabei natürlich, dass man zum gewählten Engagement eine innere Neigung besitzt. Dann aber kann man neues Selbstvertrauen aufbauen und die Fähigkeit zur emotionalen wie kommunikativen Selbstregulation verbessern.

2. **«A» wie «Aktionsplan».** Es wird empfohlen, dass einsame Menschen bei ihren Versuchen, sich mehr einzubinden, keine riesigen Pläne entwerfen, sondern mit einer gewissen Konsequenz auf die Wirksamkeit des «Schmetterlingseffekts» vertrauen: Auch kleine, unscheinbare Schritte können erstaunlich große Wirkungen erzielen. Dabei kann man lernen, dass man kein Opfer des Schicksals ist, sondern sehr wohl Einfluss auf den Gang des eigenen Lebens nehmen kann. Allerdings wird ausdrücklich davor gewarnt, sich etwa bei einem ehrenamtlichen Engagement – aus Angst, nicht mehr gemocht zu werden – ausnutzen oder manipulieren zu lassen. Man sollte nicht um jeden Preis gefallen wollen. Es geht allein darum, in der Begegnung mit anderen «einfach Mensch zu sein – offen für das Gemeinsame des Menschseins».

3. **«S» wie «Selektieren».** Es wird empfohlen, dass einsame Menschen neue Beziehungen nicht an äußeren Maßstäben, sondern allein daran messen, inwiefern sie nach dem eigenen Empfinden und dem der anderen wirklich bedeutungsvoll und befriedigend sind. Bei Einsamkeit zählt nicht die Quantität von Beziehungen, sondern allein deren Qualität – und über diese zu bestimmen ist allein Sache der eigenen und gemeinsamen Einschätzung und Erfahrung. Das setzt jedoch ein sicherer gewordenes Selbstbewusstsein und eine angemessene Fremdwahrnehmung voraus. Beides muss sich langsam

entwickeln. Deshalb wird geraten, sich bei der Kontaktaufnahme und Kontaktpflege Zeit zu lassen, ein angenehmes Tempo zu finden, damit man herausfinden kann, zu wem welche Nähe möglich ist. Es geht um ein Herantasten, bei dem man ein Gespür dafür entwickelt, wo man selbst eine Bekanntschaft oder Freundschaft wünscht, die in ähnlicher Weise erwidert wird. Dazu gehört, dass man auszuwählen lernt und Kontakte, die wenig aussichtsreich erscheinen, weniger pflegt als solche, die vielversprechend wirken.

4. «E» wie «Erwartung des Besten». Es wird empfohlen, dass einsame Menschen bei ihren Schritten zu mehr Gemeinschaft von sich und anderen Gutes erwarten. Das hilft dabei, gut und gewinnend aufzutreten, was wiederum die Wahrscheinlichkeit erhöht, dass andere gut reagieren. Damit wird nicht eine Ideologie des «positiven Denkens» verkündet, die bekanntlich ihre eigenen Härten besitzt: «Denk positiv! Dann wird alles positiv! – Es ist nicht alles positiv? Dann hast du nicht positiv genug gedacht!» Vielmehr geht es schlicht darum, durch die eigene Einstellung eine gute Kommunikation zu ermöglichen. Dabei geht man natürlich ein Risiko ein: Ein Gruß kann nicht mit gleicher Freundlichkeit beantwortet werden, Warmherzigkeit kann auf Kälte stoßen. Doch vor solchen Enttäuschungen schützt man sich nicht dadurch, dass man von vornherein Schlechtes erwartet, andere prophylaktisch negativ beurteilt und sich in einer Resignation einrichtet. Besser ist, es einfach auszuprobieren, sich zu trauen, sich selbst und anderen zu vertrauen.

Dieses «EASE»-Programm sollte man nicht nur lesend zur Kenntnis nehmen, sondern auch praktisch versuchen, regelrecht trainieren. Inzwischen gibt es in Deutschland diakonische und andere Einrichtungen, die genau dies anbieten: Selbsthilfegruppen und Kurse, in denen man Schritt für Schritt und gemeinsam ein neues Miteinander einüben kann.

Der schnelle Selbsttest

1996 entwickelten Forscher an der University of California in Los Angeles die UCLA Loneliness Scale, mit dem sich das Maß der Einsamkeit eines Menschen bestimmen lässt. Wollen Sie die Testfragen selbst beantworten, dann geben Sie mit einer Ziffer zwischen 1 und 4 an, wie Sie sich und Ihre Lebenssituation einschätzen. Bei den mit * gekennzeichneten Fragen bedeutet: 1 = ständig, 2 = manchmal, 3 = selten, 4 = nie. Bei den nicht gekennzeichneten Fragen bedeutet umgekehrt: 1 = nie, 2 = selten, 3 = manchmal, 4 = ständig.

1. Wie oft fühlen Sie sich im Einklang mit den Menschen um Sie herum?*
2. Wie oft haben Sie das Gefühl, Ihnen fehle eine Gefährtin oder ein Gefährte?
3. Wie oft haben Sie das Gefühl, sich an niemanden wenden zu können?
4. Wie oft fühlen Sie sich allein?
5. Wie oft fühlen Sie sich als Teil einer Gruppe von Freundinnen und Freunden?*
6. Wie oft haben Sie das Gefühl, viel mit den Menschen um Sie herum gemeinsam zu haben?*
7. Wie oft geschieht es, dass Sie sich keiner anderen Person nahe fühlen?
8. Wie oft haben Sie das Gefühl, dass keiner in Ihrer Umgebung Ihre Interessen und Ideen teilt?
9. Wie oft empfinden Sie sich als aufgeschlossen und freundlich?*

10. Wie oft empfinden Sie sich anderen Menschen nahe?*
11. Wie oft fühlen Sie sich ausgegrenzt?
12. Wie oft haben Sie das Gefühl, Ihre Beziehungen zu anderen seien bedeutungslos?
13. Wie oft haben Sie das Gefühl, dass niemand Sie wirklich gut kennt?
14. Wie oft fühlen Sie sich von anderen Menschen isoliert?
15. Wie oft haben Sie das Gefühl, eine Gemeinschaft zu finden, wenn Sie sie brauchen?*
16. Wie oft haben Sie das Gefühl, dass es Menschen gibt, die Sie wirklich verstehen?*
17. Wie oft fühlen Sie sich schüchtern?
18. Wie oft haben Sie das Gefühl, zwar von anderen umgeben, aber nicht mit ihnen zusammen zu sein?
19. Wie oft haben Sie das Gefühl, dass es Menschen gibt, mit denen Sie reden können?*
20. Wie oft haben Sie das Gefühl, dass es Menschen gibt, an die Sie sich wenden können?*

Eine Punktzahl von 44 Punkten und mehr spricht für eine stark ausgeprägte Einsamkeit, bis zu 28 Punkte sprechen für eine wenig ausgeprägte Einsamkeit, dazwischen bewegt sich eine mittlere Ausprägung von Einsamkeit. Suchen Sie sich bitte Hilfe und sprechen Sie mit einer Beratungsstelle, wenn Sie sehr hohe Einsamkeitswerte aufweisen. Ihre Situation lässt sich verändern. Erste Hilfe und Kontaktmöglichkeiten finden Sie am Ende dieses Buches.

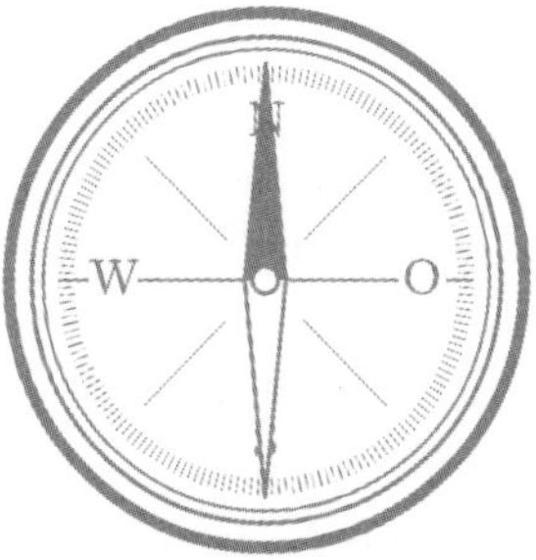

SÜDEN

2. Das Reich der Solitude

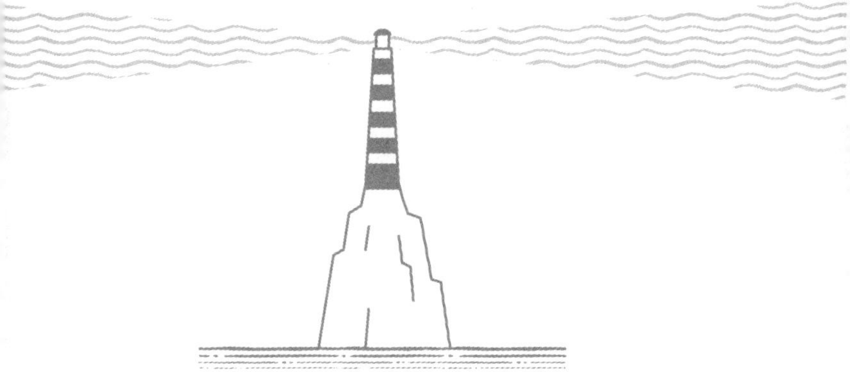

Im Grunde ist doch die Einsamkeit mein einziges Ziel, meine größte Lockung, meine Möglichkeit und, vorausgesetzt, daß man überhaupt davon reden kann, daß ich mein Leben ‹eingerichtet› habe, so doch immer im Hinblick darauf, daß sich die Einsamkeit darin wohlfühle.

Franz Kafka am
10. September 1922 in einem
Brief an Max Brod

In der Wüste: Antonius

Dies ist die Geschichte von einem, der auszog, um ganz bei Gott und nur für sich zu sein, und dabei jedoch mehr und mehr Menschen zu sich zog. Sie begann damit, dass er – ein junger Ägypter von etwa zwanzig Jahren – im Gottesdienst eine Geschichte hörte, die ihn aus seinem bisherigen Leben riss. Dies geschah um das Jahr 270 nach Christus in einem Dorf der Provinz Faiyum. Kurz zuvor waren seine Eltern, wohlhabende christliche Bauern, gestorben. Eines Sonntags nun wurde in der Kirche die Geschichte vom reichen Jüngling verlesen: Ein junger Mann war zu Jesus gekommen, um ihn zu fragen, wie er das ewige Leben gewinnen könne, und hatte von ihm zur Antwort erhalten, dass er die Zehn Gebote halten, seinen Nächsten lieben und – wenn er dies getan habe – all seinen Besitz den Armen geben solle, worauf der Jüngling traurig davonschlich, denn er hatte viele Güter. Im Gegensatz zu ihm jedoch fiel es Antonius gar nicht schwer, dieser Weisung Jesu zu folgen. Gleich nach dem Gottesdienst kümmerte er sich darum, dass seine jüngere Schwester in einer Gemeinschaft frommer Jungfrauen sicher unterkam, dann verschenkte er alles, was er hatte.

Von allen Besitztümern und Verpflichtungen gelöst, ging Antonius an den Rand des Dorfes und ließ sich dort in einer Hütte nieder. Das war noch nichts Außergewöhnliches. Zu seiner Zeit gab es so einige Aussteiger, meist einsame Anhänger unterschiedlicher Glaubensgemeinschaften und philosophischer Schulen, Virtuosen des

Verzichts. Doch was Antonius der Überlieferung zufolge von ihnen unterschied, waren seine Konsequenz und sein Kampfesmut. Denn kaum hatte er das Dorf verlassen, musste er sich schon gegen Dämonen wehren, die ihn in Versuchung führten. Psychologisch könnte man diese Dämonen als die eigenen Dämonen verstehen, denen man in der Einsamkeit nicht mehr ausweichen kann, denen man sich stellen muss.

Den Dorfbewohnern blieb nicht verborgen, dass Antonius gleich in ihrer Nähe einen heldenhaften Kampf ausfocht. Neugierig und voller Bewunderung besuchten sie ihn nun regelmäßig, um ihn bei seinem Streiten mit den Dämonen zu beobachten. Um wirklich einsam zu sein, zog er weiter. In weiterer Entfernung vom Dorf fand er ein Felsengrab und machte es zu seinem neuen Zuhause. Wieder kamen Dämonen zu ihm, denn Gräber galten damals als Heimstätten der bösen Geister. Sie griffen ihn an, schlugen ihn zusammen, wieder und wieder. Es ging jetzt nicht mehr bloß um erotische Träume, sondern es ging deutlich härter zu. Es war ein Kampf auf Leben und Tod. Auch dies bekamen die Menschen aus den Dörfern mit, sie kamen in großer Zahl, um Antonius zu verehren. Schließlich überschritt Antonius die dünne, scharfe Grenze zwischen dem fruchtbaren Land und der Wüste. Östlich vom Nilufer fand er eine kleine verlassene Burg in der Wüste und schloss sich in ihr ein. Wieder erschienen die Dämonen und bald darauf die Pilger. Diese hörten, wie dämonisches Geschrei aus dem Gemäuer nach draußen drang, aber Antonius kam nicht heraus und erlaubte niemandem, hereinzukommen. Nur zweimal im Jahr ließ ein Freund von oben durch das Gebäude Brot herab. Wasser hatte Antonius im Inneren gefunden.

Fast zwanzig Jahre lebte Antonius so für sich allein. Dann aber konnten seine Verehrer den Wunsch nicht länger unterdrücken, ihn zu sehen. Mit Gewalt stießen sie die Tür auf. Da trat er ihnen entgegen. Er schien in all den Jahren des Verzichts und des Alleinseins nicht gealtert zu sein. Sein Körper war weder von Bewegungslosigkeit aufgedunsen noch durch das Fasten ausgezehrt. Noch wunderbarer erschien ihnen seine Gelassenheit. Ganz ruhig trat er der Menge entgegen, heilte Kranke und befreite andere von ihren Dämonen. Freundlich sprach er zu allen, tröstete viele Traurige, versöhnte Zerstrittene miteinander, unterwies Suchende in der rechten Frömmigkeit und dem gottgefälligen Leben. Viele überredete er, es ihm nachzutun und ebenfalls allein in die Wüste zu gehen.

In seiner Sehnsucht nach noch mehr Einsamkeit zog Antonius weiter, tief hinein in die arabische Wüste, an den Berg Kolzim. Von der Weite und Schönheit der Landschaft wird er nichts wahrgenommen haben, denn er schloss sich in eine winzige Zelle ein. Dort sollte er seine letzten vierzig Lebensjahre verbringen – in vollständiger Abgeschiedenheit, in der Todeszone ewiger Trockenheit, im Herrschaftsgebiet der Dämonen. Noch intensiver als zuvor fastete er dort, wachte, betete, kämpfte mit dem Bösen und empfing dafür göttliche Offenbarungen. Freunde und Verehrer aber folgten ihm selbst an diesen wüsten Ort und lagerten in der Hitze des Tages und der Kälte der Nacht vor seiner Zelle. Auch hier hörten sie das Gebrüll der Dämonen: «Gehe weg aus unserem Reich! Was hast du in der Wüste zu schaffen? Du hältst unsere Angriffe nicht aus!» Die Pilger stiegen auf eine Leiter, um durch eine Ritze in sein Verließ zu schauen, denn sie fürchteten, dass Menschen ihn überfallen hätten. Doch sie sahen, dass es Dämonen waren, die auf Antonius eindrangen. Aber der blieb ruhig, trat an die verschlossene Tür und rief nach draußen, sie sollten keine Angst haben: «Drückt euch das Siegel des Kreuzes auf und geht getrost. Lasst diese unreinen Geister sich selbst verspotten.»

So zogen sie fort, unter dem Schutz des Kreuzes, und er widmete sich wieder ungestört seinem einsamen Werk. Mit über einhundert Jahren soll Antonius allein in der Wüste, in seiner geliebten Zelle gestorben sein.

Antonius gilt als der «Vater der Mönche», denn auf ihn werden die ersten Zusammenschlüsse christlicher Einsiedler zurückgeführt, die je für sich in der Wüste lebten, aber doch in einem gemeinsamen Ziel und einer gemeinsamen Lebensweise verbunden waren. Seine Lebensgeschichte soll deutlich machen, worum es dabei im Kern ging. In seinem Herzen wollte Antonius gut und rein sein, um ein Freund Gottes zu werden, um Gott selbst zu schauen. Für dieses Ziel meinte er, sich von allem Irdischen trennen zu müssen. In der Einsamkeit der Wüste wollte er sich von allen Lasten und Schmerzen des natürlichen Lebens, von den Sorgen und Zwängen des Zusammenlebens mit anderen Menschen sowie von den schlechten Seiten seiner selbst lösen. Deshalb unterwarf sich Antonius einer völligen Selbstenteignung und einer rigiden Disziplin aus Wachen, Beten, Fasten. Der Kampf gegen die Lust war dabei nur der Anfang. Man sollte sich nicht täuschen lassen von all den Beispielen aus der christlichen Kunstgeschichte, die die erotischen Traumgebilde des Asketen aufreizend ausmalen. Natürlich war für ihn auch die Sexualität etwas Niedriges, nur Körperliches und höchst Eigensüchtiges, das er überwinden wollte. Doch spricht viel dafür, dass für ihn und seine Zeitgenossen etwas anderes wichtiger war. In einer Welt, in der die allermeisten Menschen beständig vom Hunger bedroht waren oder regelmäßig hungerten, muss der Kampf gegen den Bauch weitaus dringlicher gewesen sein. Asketen wie Antonius versuchten, über den allgegenwärtigen Hunger zu triumphieren, indem sie ihn freiwillig auf sich nahmen. Im harten Fasten hofften sie, dem ewigen

Kreislauf von elender Bedürftigkeit und flüchtiger Befriedigung zu entrinnen. Als Hungerkünstler wollten sie die Macht des Hungers brechen und frei werden von Schwäche, Sorge, Geiz und Gier.

Aber auch dies war noch nicht das Entscheidende. Der eigentliche Kampf war ein religiöser, ein Ringen mit einem gegengöttlichen Feind. Das waren all die Dämonen, vor allem ihr Oberster, Satan, der Böse selbst. Von ihm soll man sich ebenso wenig wie von Gott ein Bildnis machen. Hieronymus Bosch hat mehrfach versucht, die Dämonen, die Antonius heimsuchten, darzustellen. Schrecklich eindrucksvolle Wimmelbilder des Surrealen sind dabei herausgekommen. Aber für Antonius war der Böse höchst real.

Das Wunder seines Lebens muss darin bestanden haben, dass Antonius in der Wüste nicht selbst zu einem wilden Tier und im Kampf mit dem Teufel nicht verrückt wurde. Er blieb ein Mensch, wurde ein sehr menschlicher Mensch – gelassen, friedlich, wohltätig, ohne Angst. Da er anderen so erschien, konnte Antonius zum Seelenarzt von ganz Ägypten und zum Vater der Mönche aufsteigen, ein Einsiedler, der gerade durch seine Unerreichbarkeit anderen Trost spendete und zum Vorbild wurde.

Antonius suchte die Einsamkeit, aber in der Legende ist er eigentlich nie wirklich allein. Das beginnt damit, dass seine abgelegenen Unterkünfte von allerlei teuflischem Spukgetier bewohnt waren, ja, er hatte den Satan selbst zum Nachbarn und Mitbewohner. Sodann strömten von Beginn an Menschen zu ihm hinaus und baten um Rat, Fürbitte und Hilfe. Sie erwarteten und erhielten unendlich viel mehr von ihm als von den Machthabern des Reiches oder auch von den Amtsträgern der Kirche, weil er nicht dazugehörte und außen vor blieb. Mit nichts in der Hand hatte dieser einfache, ungebildete, machtlose Bauernsohn alle körperlichen und seelischen Leiden dieses Lebens überwunden – schlicht dadurch, dass er ganz für sich war, so weit wie möglich auf alles freiwillig verzichtete, was andere gezwungenermaßen entbehren mussten, und seinem Glauben auch in den heftigsten Anfechtungen treu blieb. In einer Zeit grenzenloser Not, Unsicherheit und Gewalt – in der kein Mensch seines Lebens sicher sein konnte, schon gar nicht die Christinnen und Christen, die hart verfolgt wurden – leuchtete Antonius mit seiner extremen Existenz weit in die Ferne. Selbst nach seinem Tod wurde es nicht einsam um ihn. Etwa ein Jahrhundert später schrieb Athanasius, der mächtige Bischof von Alexandria, seine Lebensgeschichte. Die Vita des Antonius wurde eines der einflussreichsten Bücher der Weltliteratur, prägend für Christen und Mönche im Osten wie im Westen, über viele Epochengrenzen hinweg. Auch moderne Schriftsteller und Maler sollte es inspirieren. Selbst für diese gilt: Je weiter Antonius entfernt war, desto stärker zog er sie an.

Die einsamste Insel: Skellig Michael

Wenn es einen Wettbewerb gäbe, welche denn die einsamste aller einsamen Inseln wäre, würde Skellig Michael einen der obersten Plätze erreichen. Das ist ein bizarrer Felsen, der wie ein bei einer Sintflut umspülter Berggipfel aus den Wassern ragt – zwölf Kilometer vor der irischen Küste. 217 Meter ist Skellig Michael immerhin hoch, aber bloß 842 Meter lang und 422 Meter breit – blanker grauer Stein, nur hier und dort wachsen ein wenig Gras und einige Kräuter. Dennoch war diese Insel einmal bewohnt. Vor über eintausend Jahren lebten hier iroschottische Mönche, die es den ägyptischen Eremiten der christlichen Antike, Wüstenvätern wie Antonius, am anderen

Ende der damals bekannten Welt nachtun wollten. Die Legende will, dass ihre Ansiedlung – Kloster mag man sie kaum nennen – vom heiligen Finnian, dem neben Patrick wichtigsten Heiligen Irlands, im siebten Jahrhundert gegründet wurde. Moderne Historiker bestreiten dies. Sicher ist, dass seit dem achten oder neunten Jahrhundert jeweils zwölf bis fünfzehn Augustinermönche auf Skellig Michael gelebt haben. Für das Jahr 823 ist ein Wikingerangriff bezeugt, der aber wenig Schaden angerichtet zu haben scheint. Um 1100 wurde die fromme Siedlung offenbar aufgegeben.

Man kann sich kaum mehr vorstellen, wie es den Mönchen damals dort ergangen ist. Man sieht heute noch 670 in den Fels gehauene Stufen, die von der Küste nach oben führen. Dort befinden sich die Reste einer Wohnanlage für Eremiten: sechs aus bloßen Steinen zusammengefügte, bienenkorbartige Zellen, zwei Gebetshäuser mit den typischen Hochkreuzen, ein kleiner Friedhof, eine Zisterne, in der Regenwasser gesammelt wurde. An einem Hang sieht man Überbleibsel eines Terrassengartens, in dem Gemüse, Getreide und Kräuter angebaut wurden. Mehr gibt es hier nicht zu sehen, außer natürlich einen weiten Himmel und ein ruheloses Meer. Doch genau deshalb war Skellig Michael der ideale Orte für diese Genies der Abgeschiedenheit. Hier konnten sie gemeinsam einsam sein und ungestört ihre asketische Kunst pflegen: schweigen, wachen, fasten, beten.

Aber was für George Bernard Shaw nur «ein unglaublicher, unmöglicher, wahnsinniger Ort» war, wurde zur Wiege europäischer Kultur. Nach dem verniedlichend «Völkerwanderung» genannten Zusammenbruch der antiken Kultur und Zivilisation, durch den weiteste Teile Europas in Ruinen und Elend versanken, begann sich neues Leben langsam und zaghaft zuerst an den äußersten Rändern bei den iroschottischen Mönchen zu regen – in Skellig Michael zum Beispiel und in vielen anderen Klöstern an der irischen Küste oder auf dem Festland. In ihrer selbstgewählten und auf den ersten Blick so kulturfeindlichen Isolation schufen sie die Grundlagen dessen, was man später das christliche Mittelalter nennen sollte: eine gottesdienstliche Kultur mit neuer Musik, ein anspruchsvolles Schul- und Bildungswesen, Frömmigkeit und Moralität. Außer ihren Gebeten und Gesängen, ihren Bibelhandschriften und -illustrationen schufen die iroschottischen Mönche eine innovative Bußpraxis, die entscheidend zur Durchsetzung christlicher Sittlichkeit beitragen sollte: die Ohrenbeichte, also das vertrauliche Gespräch zwischen Priester und Gläubigem. All dies ist in tiefster Einsamkeit herangewachsen und wurde dann auf den Kontinent getragen, um beim Neuaufbau einer christlichen Kultur und Zivilisation wirksam zu werden. Die Mission des Frankenreichs unter Karl dem Großen war wesentlich das Werk iroschottischer Mönche.

Seitdem die letzten Mönche fortgezogen waren, ist Skellig Michael wieder unbewohnt. Doch seit einigen Jahren kommen viele – ökologisch betrachtet, viel zu viele – Besucher. Denn diese einsamste aller Inseln diente als Drehort für einen *Star-Wars*-Film.

Mystische Abgeschiedenheit: Meister Eckhart

Einige besonders klang- und bedeutungsvolle Wörter der deutschen Sprache haben mystische Wurzeln. Den meisten, die sie heute benutzen, dürfte das nicht bewusst sein. «Bildung» zum Beispiel meinte ursprünglich nicht die intellektuelle Entwicklung einer Person, das Erlernen von Sprachen, Techniken, kulturellen Fähigkeiten.

In der mittelalterlichen Mystik sollte damit ein geheimnisvoller Vorgang beschrieben werden, durch den Gott sich mit der menschlichen Seele verbindet, indem er in ihr zum Bild wird. Bildung meinte die Einwohnung («Einbildung») Gottes im Menschen. Der Begriff wurde von Meister Eckhart (um 1260 bis 1328) geprägt, dem besonders viele folgenreiche Wortschöpfungen zu verdanken sind. Von ihm stammt auch das Wort «Abgeschiedenheit». Heute wird es vor allem verwendet, um einen abgelegenen Ort zu beschreiben, zum Beispiel ein ruhiges Zimmer in einem vom Lärm der Stadt weit entfernten Landgasthof. Das klingt für viele romantisch, wenn sie nicht auch das Wörtchen «verschieden» im Sinne von «verstorben» mithören.

Für Meister Eckhart war «Abgeschiedenheit» der zentrale Begriff seiner mystischen Theologie. Sie steht für das radikalstmögliche Programm einer unbedingten Einsamkeit aus religiöser Überzeugung. Das Ziel des menschlichen Lebens, Glaubens und Denkens bestand für ihn darin, mit Gott eins zu werden – nicht nur seine Liebe zu empfangen, ihn zu schauen oder ihm ähnlich zu werden. Um mit dem Schöpfer identisch zu sein, muss der Mensch vorher alles Geschöpfliche um und an sich loswerden. Alles, was an ihm selbst nur natürlich ist – das Körperliche, das Emotionale, das Soziale –, muss er abstreifen, er muss leer werden, damit Gottes Fülle in ihn einziehen kann. Das gelingt allein in der Abgeschiedenheit. Sie bedeutet für Meister Eckhart, «dass der menschliche Geist so unbeweglich steht in allem, was ihm widerfährt, es sei ihm lieb oder leid, wie ein breiter Berg unbeweglich steht in einem kleinen Winde. Diese unbewegliche Abgeschiedenheit macht am meisten den Menschen gottähnlich.»

Wie kann ein Mensch diese Abgeschiedenheit erreichen, dass er so rein, unwandelbar, ewig und mit sich selbst identisch wird, wie

Gott es ist? Das Klosterleben hielt dafür einige asketische Techniken bereit: das Fasten, das Wachen, Singen und Beten, natürlich das Leben in Keuschheit und Gehorsam. Meister Eckhart kannte und pflegte diese Praktiken, aber sie waren für ihn nicht so wichtig. Entscheidend war für ihn die Fokussierung der Aufmerksamkeit, die Konzentration auf den Kern und Grund der eigenen Seele und das durchgängige Absehen von allem Kreatürlichen. Es ging ihm um eine innere Einstellung, in der man «ohne Warum» lebt, in der einem alles gleichgültig wird, was nicht Gott ist. Wer diese Einstellung gefunden und eingeübt hat, der ist «abgeschieden», selbst wenn er sich mitten in einer Menschenmenge befindet.

Deshalb war die Abgeschiedenheit für Meister Eckhart die höchste aller Tugenden. Sie stand für ihn höher als die Liebe. Denn wenn man Gott nur liebt, ist man von ihm noch unterschieden. Sie überragte für ihn auch die Demut, weil diese sich auf Gott bezieht wie auf eine Macht, die über einem ist – und nicht in einem. Und natürlich war sie ihm mehr wert als die Barmherzigkeit, weil diese darin besteht, aus sich heraus- und auf andere Menschen zuzugehen, um sich von ihrem Schmerz berühren zu lassen. Der Abgeschiedene bleibt ganz bei sich selbst und lässt sich durch nichts betrüben. Er betet auch nicht mehr, denn er kann nichts von Gott wollen, ja nicht einmal zu ihm sprechen, weil er schon eins mit ihm ist.

Die Abgeschiedenheit als reinste Form der Einsamkeit findet sich als Ideal in mystischen Traditionen vieler Religionen. Das Besondere bei Meister Eckhart ist, dass sie in seinen Schriften und Predigten ohne alle Härte, Überstrenge oder Menschenfeindlichkeit daherkommt. Sie strahlen bei aller Konzentration etwas Gelöstes, friedlich Stilles aus. In ihnen scheint eine Glückseligkeit auf. Die Abgeschiedenheit war für ihn «eine Wabe voller Honig». Denn sie «reinigt die

Seele, läutert das Gewissen, entzündet das Herz, erweckt den Geist, gibt der Sehnsucht Kraft, macht uns Gott erkennen, scheidet das Kreatürliche ab und vereint die Seele mit Gott». Sie schenkt dem Menschen «Gelassenheit», noch so eine Wortschöpfung von Meister Eckhart. Aber auch sie ist viel tiefsinniger und anspruchsvoller, als der heutige Sprachgebrauch vermuten lässt. Gelassen ist, wer alles Kreatürliche hinter sich gelassen, wer vor allem sich selbst gelassen hat. Deshalb lautet Meister Eckharts wichtigster Imperativ: «Lass dich!»

Nach Gelassenheit sehnen sich auch heute viele Menschen. Ob es möglich wäre, sie in einer kleineren Portion zu gewinnen, nicht ganz so radikal wie beim mystischen Meister, sondern alltagstauglich? Dass man sich löst von allem, was einen von außen bedrängt, sich auf das Innere besinnt, das den eigentlichen Wert der Existenz ausmacht, um so bei allem, was geschieht, in seelischer Balance zu bleiben. Wäre dies ein mögliches Leitmotiv für das eigene Leben? «Halte dich abgeschieden von allen Menschen, bleibe ungetrübt von allen aufgenommenen Eindrücken, mache dich frei von allem, was deinem Wesen etwas Fremdes hinzufügt, dich ans Irdische verhaftet und Kummer über dich bringen kann!» Gegenwärtig wird viel von «Achtsamkeit» gesprochen, darin klingen manch mystische Motive an. Der Begriff stammt aus der buddhistischen Meditationspraxis und wurde vor allem durch den buddhistischen Lehrer Thich Nhat Hanh im Westen populär, bei dem Achtsamkeit zu der Einsicht führt, mit allem verwoben zu sein, also gerade nicht zu «Abgeschiedenheit» wie bei Meister Eckhart, sondern zu «Intersein», wie es Thich Nhat Hanh nennt. Auch das ist eine Form der Gelassenheit.

Nach langer verdienstvoller Arbeit für seinen Dominikaner-Orden wurde Meister Eckhart am Ende seines Lebens der Prozess gemacht. Er war bei der Inquisition wegen Häresie angezeigt worden. Zu seinem Glück, muss man wohl sagen, verstarb der Meister vor der Urteilsverkündung. Heute werden keine Inquisitionsprozesse mehr geführt. Aber immer noch gibt es Anlass, kritische Rückfragen an Meister Eckhart zu stellen. Als Theologe wird man prüfen wollen, wie sich seine Mystik und Philosophie mit Grundvorstellungen des christlichen Glaubens und der christlichen Ethik verträgt. Wichtiger noch ist eine andere, allgemein menschliche Frage. Gerade weil Meister Eckharts Ideal der Abgeschiedenheit auch etwas Verlockendes hat, sollte man überlegen, ob eine solche Lebenseinstellung – in der man sich von allen Geschöpfen und Mitmenschen, am Ende sogar von sich selbst trennt – wirklich so beglückend ist, ob sie überhaupt möglich ist und ob «Abgeschiedenheit» nicht eher ein anderes Wort ist für «Nichts».

Trotzdem, Meister Eckhart hat weit über seinen Tod hinaus gewirkt und spricht immer noch viele Menschen an. Ein später Nachfolger war Gerhard Tersteegen (1697 bis 1769). In einem seiner berühmtesten Lieder, «Gott ist gegenwärtig», das häufig in evangelischen Gottesdiensten gesungen wird, heißt es:

Mache mich einfältig,
innig, abgeschieden,
sanft und still in deinem Frieden;
mach mich reines Herzens,
dass ich deine Klarheit
schauen mag in Geist und Wahrheit;
lass mein Herz überwärts
wie ein' Adler schweben
und in dir nur leben.

In der Waldeinsamkeit: Genoveva und die deutsche Romantik

Eine mittelalterliche Sage erzählt von der jungen, schönen Genoveva, Tochter des Herzogs von Brabant, die den Pfalzgraf Siegfried von Mayen heiratete. Doch ihr Glück währte nur kurz. Ihr eben erst angetrauter Mann musste mit dem Frankenkönig Karl Martell in den Krieg gegen die Sarazenen ziehen. Bei seinem Abschied vertraute er seine Frau, die Burg und allen Besitz dem Schutz seines Haushofmeisters Golo an. Der versuchte vergeblich, sie zu verführen, und sann auf Rache. Als der Pfalzgraf nach dem glücklichen Sieg über die Sarazenen zurückkehrte, trat der untreue Haushofmeister vor ihn hin und beschuldigte Genoveva des Ehebruchs. Sie widersprach, sie flehte, aber es half nichts. Sie wurde zum Tode verurteilt. Der Henker nahm sie mit sich hinaus vor die Burg. Doch als er sie hinrichten wollte, überkam ihn das Mitleid, und er ließ sie laufen – hinein in den dichten Wald der Ardennen.

Dort fand sie eine Höhle, in der sie vor bösen Menschen, wilden Tieren und schlechtem Wetter sicher war. Hier gebar sie ganz allein ihren Sohn, den Sohn des Pfalzgrafen, und gab ihm den Namen Schmerzenreich. Um nicht zu verhungern, sammelte sie Beeren, Früchte, Kräuter und Wurzeln. Wundersamerweise gesellte sich eine Hirschkuh zu Genoveva und Schmerzenreich, die ihnen Tag für Tag Milch schenkte. So vergingen sechs Jahre in der Waldeinsamkeit.

Eines Tages verfolgte der Pfalzgraf Siegfried auf der Jagd eine Hirschkuh, die ihm immer entkam, so dass er tief und tiefer in das grüne Dickicht eindrang. Als er sie fast erreicht hatte, verschwand sie in einer Höhle. Er stieg vom Pferd und ging hinein. Da kam ihm seine verstoßene Frau mit dem Kind entgegen. Sofort erkannte er, dass dies sein Sohn war. Schon lange hatte er eingesehen, dass seine Frau unschuldig war, und sein Urteil sehr bedauert. Nun führte er Genoveva und Schmerzenreich zurück zu seiner Burg. Als Golo, der böse Haushofmeister, sie kommen sah, nahm er sich das Leben. Nun hätten die drei miteinander glücklich sein können. Doch bald schon starb Genoveva. Siegfried bestattete sie dort, wohin sie geflohen war, und ließ bei der Höhle eine Kapelle errichten, in der viele Jahre später auch ihr gemeinsamer Sohn seine letzte Ruhe finden sollte. Obwohl Genoveva nicht heiliggesprochen wurde, entwickelte sich die ihr gewidmete Kapelle zu einem beliebten Wallfahrtsort.

Eintausend Jahre später wurde aus dieser herben Legende ein liebreizendes Bild. 1841 schuf Ludwig Richter das Gemälde «Genoveva in der Waldeinsamkeit». Wer es heute in der Hamburger Kunsthalle betrachtet, sieht eine madonnenhafte junge Frau in einem weiten roten Umhang auf einer sonnigen Lichtung im grünen Gras sitzend, vor sich einen holden Knaben mit blond gelocktem Haar, der mit einem schwarzen und einem weißen Kaninchen spielt. Wie ein Schmerzenreich sieht er nicht aus. Dicht bei den beiden liegt die zahme Hirschkuh, vor ihnen plätschert ein Bach, hinter ihnen öffnet sich der dunkle Eingang zur bergenden Höhle, und dann steht da dieser herrliche Wald mit seinen mächtigen Bäumen – ein Idyll, nichts Böses kann hier geschehen.

Dieses Gemälde hat weniger mit der Legende aus dem 8. Jahrhundert als mit den Gedichten der deutschen Romantik sowie der besonderen Zuneigung der Deutschen zum Wald und zu langen, zusammengesetzten Wörtern zu tun. Als Erster hat Ludwig Tieck 1796 in seinem Kunstmärchen *Der blonde Eckbert* die Waldeinsamkeit besungen. Viele sollten es ihm nachtun. Sein Trauerspiel über Genoveva, das er kurz darauf veröffentlichte, sollte jedoch ebenso erfolglos bleiben wie – vierzig Jahre später und zeitgleich mit Richters Gemälde – dasjenige von Friedrich Hebbel oder der Versuch von Robert Schumann, daraus eine Oper zu machen. Diese drei Stücke kennt niemand mehr. Unvergesslich aber ist die Worterfindung «Waldeinsamkeit»: das einzigartige Glück, fern der Menschenwelt und mitten in einer grünen Gegenwelt ganz für sich zu sein und endlich zu sich selbst zu kommen. So heißt es in der letzten Strophe von Tiecks gleichnamigem Gedicht:

Waldeinsamkeit
Mich wieder freut,
Mir geschieht kein Leid,
Hier wohnt kein Neid.
Von neuem mich freut
Waldeinsamkeit.

Viele große deutsche Dichter sind Tieck auf diesem lyrischen Pfad gefolgt, zum Beispiel Eduard Mörike oder Heinrich Heine, der ebenfalls «Waldeinsamkeit» auf «Neid» gereimt hat. In ihren Versen wird der Wald zu dem Ort, an dem der Mensch den Zwängen der Gesellschaft entfliehen kann, dem Lärm der Stadt, dem Getriebe der Arbeit, dem Gerede der Leute, der Unruhe der eigenen Gedanken. Hier ist es endlich still. Niemand kann diesen Frieden stören. Voraussetzung ist natürlich, dass der Wald seine Macht und Bedrohlichkeit verloren hat. Da der Mensch ihn zu Beginn des 19. Jahrhunderts nicht mehr fürchten muss, kann er endlich seine Schönheit wahrnehmen, was einem mittelalterlichen Menschen schwerlich möglich gewesen wäre. So schaut der romantische Dichter das unendliche Grün in ungezählten Schattierungen, bewundert die Vielfalt der Pflanzen, das Zusammenspiel von Bäumen, Felsen, Bächen und Lichtungen, genießt die Ruhe und freut sich am Gesang der Vögel oder dem plötzlichen Erscheinen eines scheuen Tieres. Zugleich schaudert ihm leise angesichts der Undurchdringlichkeit und Menschenleere des Waldes. Ehrfurcht ergreift ihn vor den majestätischen Riesenbäumen, die wie die Säulen einer Kathedrale das grüne Gewölbe der Blätter tragen. Er wandelt durch eine Zauberwelt, ohne etwas tun, arbeiten, verdienen, erforschen oder denken zu müssen. Wie von selbst erfüllen ihn religiöse Gedanken und Gefühle, ergreift ihn eine Sehnsucht weit über diese Welt hinaus. Am deutlichsten findet dies seinen Ausdruck bei Joseph von Eichendorff:

Waldeinsamkeit,
Du grünes Revier,
Wie liegt so weit
Die Welt von hier!
Schlaf nur, wie bald
Kommt der Abend schön,
Durch den stillen Wald
Die Quellen gehn,
Die Mutter Gottes wacht,
Mit ihrem Sternenkleid
Bedeckt sie dich sacht
In der Waldeinsamkeit,
Gute Nacht, gute Nacht! –

O du stille Zeit!
Kommst, eh' wir's gedacht,
Ueber die Berge weit
Nun rauschet es so sacht
In der Waldeinsamkeit,
Gute Nacht –

Man kann in der Waldeinsamkeit der Romantik die verweltlichte Gestalt eines mönchischen Ideals sehen. Im Mittelalter suchten manche Eremiten ihr Heil im Wald. Sie ließen die Städte und Dörfer, aber auch die zu groß gewordenen Klöster hinter sich, um hier die Einsamkeit zu finden, in der allein ihre Seele Frieden finden und Gott schauen konnte. Dies war keine christliche Besonderheit. Im Hinduismus und im Buddhismus gibt es eine uralte und sogar heute noch lebendige Tradition von Waldmönchen.

Die Zeit der deutschen Romantik liegt weit zurück. Aber die Waldeinsamkeit als eines ihrer wichtigsten Motive inspiriert bis auf den heutigen Tag viele Autoren, die ihr Heil in einer vermeintlich unberührten Natur suchen. Sie gehört wie «Weltschmerz», «Gesamtkunstwerk» oder «Kindergarten» zu den deutschen Wörtern, die in der englischen Sprachwelt Wurzeln geschlagen haben. Dies verdankt sie dem US-amerikanischen Dichter Ralph Waldo Emerson, der sie 1858 unübersetzt zum Titel eines berühmten Gedichtes gemacht hat. Der einsame Wald, so erklären es Verse gleich zu Beginn, «ist mir ein treuer Freund» – mehr noch, er ist «wie Gott».

In der Studierstube: Isaac Newton

Für Wissenschaftler ist dies ein Traum vom Glück: ein Jahr lang still im Studierzimmer sitzen und sich ungestört ins Denken, Lesen und Schreiben versenken. Niemand kommt herein und will etwas, keine Kollegen, Studenten, Doktorandinnen. Nichts lockt hinaus, keine Vorlesungen, Besprechungen, Prüfungen, Konferenzen. Allein darf man sein, bei seinen Gedanken verweilen, eigenen Fragen nachgehen. Zwischen 1665 und 1666 hat Isaac Newton sich diesen Traum erfüllt.

Er war erst zweiundzwanzig Jahre alt, hatte als armer Student, der einem älteren Kommilitonen als Diener behilflich sein musste, gerade den Bachelor erworben, da verließ er Cambridge, um in das Haus seiner Geburt und Kindheit zurückzukehren. Eigentlich hasste er diesen Bauernhof in Woolsthorpe. Hier war sein Vater noch vor seiner Geburt verstorben, hier hatte ihn seine Mutter nach einer zweiten Eheschließung bei den Großeltern zurückgelassen, die er so wenig mochte, dass er als Jugendlicher den innigen Wunsch verspürte, das Haus niederzubrennen. Inzwischen war auch der zweite Mann seiner Mutter verstorben, sie war wieder nach Woolsthorpe zurückgezogen, da kam nun auch ihr fremder ältester Sohn, bezog wieder sein Kinderzimmer unter dem Dach und verwandelte es in eine Studierstube. Ein Jahr lang sollte er hier ganz zurückgezogen leben. Mit seiner Familie oder den wenigen Nachbarn dürfte er dabei so wenig Berührung wie möglich gehabt haben.

Da saß er nun, vor ihm ein riesiges Notizbuch mit über eintausend leeren Seiten, das ihm sein ungeliebter Stiefvater hinterlassen hatte. Dieses begann Newton nun zu füllen, zunächst mit Anmerkungen zu Büchern, die er las, dann aber mit eigenen Forschungsnotizen. Er stellte sich neuartige mathematische und physikalische Fragen und versuchte, sie durch bloßes eigenes Nachdenken zu beantworten. Zudem experimentierte er mit Licht, zerlegte mit Hilfe von Glasprismen Sonnenstrahlen, setzte sie wieder zusammen und zog daraus seine Schlüsse. Nur im Gespräch mit sich selbst kam er zu epochalen Einsichten, erfand er Differenzial-, Integral- und Infinitesimalrechnung, was viel wichtiger war als der legendäre Apfel, dem er unten im Garten beim Fallen zugesehen haben soll. «Wahrheit ist das Kind der Stille und des Nachdenkens», bemerkte er später.

Doch was für Newton ein Glück gewesen ist, war für all seine Mitmenschen ein Unglück. Denn sein Rückzug aufs Land wurde durch die Große Pest verursacht, die letzte große Epidemie in England. Die Universitäten wurden geschlossen, und wer konnte, begab sich außerhalb der Städte in Quarantäne. Einen Tag nach Heiligabend 1664 wurde der erste Todesfall registriert, dann zog die Pest mit Macht durch London. Die Enge der Stadt, der Mangel an moderner Hygiene, die Allgegenwart von Müll und Fäkalien, die völlige Unkenntnis über die Ursachen der Krankheit wirkten fatal zusammen. Die Reichen, unter ihnen der König, flohen aufs Land. Die Ärmeren mussten dableiben und waren der Seuche schutzlos ausgeliefert. Wer dennoch versuchte, es hinaus zu schaffen, fand in den Dörfern keine Aufnahme, Versorgung und Verpflegung, starb oft als Flüchtling auf Feldern, an Straßen oder in Gräben. Das einzige Gegenmittel, das eine Eindämmung versprach, war eine unerbittliche Quarantäne. Infizierte durften das Haus nicht mehr verlassen. War in einem Haus jemand an der Pest gestorben, wurde es mit einem roten Kreuz markiert und von außen bewacht, auf die Tür wurde geschrieben: «Herr, erbarme dich unser!» Vierzig Tage lang durfte niemand hinaus, was für die anderen Hausbewohner einem Todesurteil gleichkam. Sie steckten sich an oder verhungerten. Der Handel kam zum Erliegen, niemand arbeitete mehr, die Straßen waren still – außer, wenn die Leichensammler mit dem Ruf hindurchzogen: «Bringt eure Toten raus!» Es waren nur wenige Ärzte und Apotheker in London geblieben. Aber sie wussten nicht, was sie tun sollten. Manche glaubten, dass die Krankheit durch verseuchte Luft verbreitet wurde. Deshalb wurden überall offene Feuer entzündet, mit der einzigen Wirkung, dass man auf den Straßen nicht mehr atmen konnte. Die Pfarrer waren bald mit all den Beerdigungen überfordert und gaben auf. Die Toten wurden einfach in tiefe Gruben geworfen. Ein Viertel der Londoner Bevölkerung soll an der Pest gestorben sein. Doch das ist eine unsichere Schätzung, denn viele der Armen oder Angehörige religiöser Minderheiten – wie Juden oder Quäker – wurden nicht mitgezählt.

Der Einzige, dem diese grauenhafte Zeit nutzte, war Isaac Newton. «Im Jahr der Pest vollzog sich seine Verwandlung», schrieb sein Biograph James Gleick. «Ganz auf sich allein gestellt und von der Außenwelt nahezu abgeschnitten, wurde er der bedeutendste Mathematiker der Welt.» Für Newton war die Quarantäne die ihm gemäße Existenzform. Als die Pest abgeflaut und er nach Cambridge zurückgekehrt war, änderte er an seinem Lebensstil wenig. Er verließ auch als Professor so selten wie möglich sein Zimmer und hielt sich von anderen Menschen fern. Nicht einmal den wissenschaftlichen Austausch suchte er. Seine Entdeckungen behielt er lange für sich, veröffentlichte nur wenige von ihnen, und dies höchst ungern. An Reaktionen von Kollegen war er nicht interessiert, Kritik konnte er nicht ertragen. Am liebsten schrieb er mit einer winzigen Handschrift seine Gedanken und Berechnungen nur für sich selbst auf. Als gelehrter Sonderling vertiefte er sich dabei auch in Geheimwissenschaften wie die Alchemie oder in unorthodoxe theologische Erörterungen. Nur über die Pest, der er doch Entscheidendes verdankte, scheint er nicht nachgedacht zu haben.

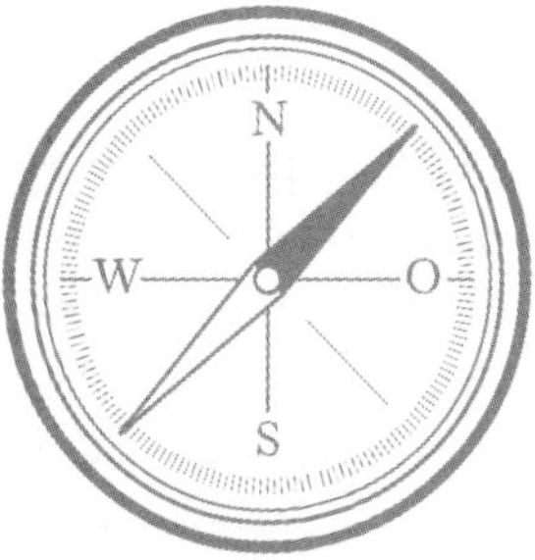

SÜDWESTEN

3. Zufluchtsorte des Für-sich-Seins

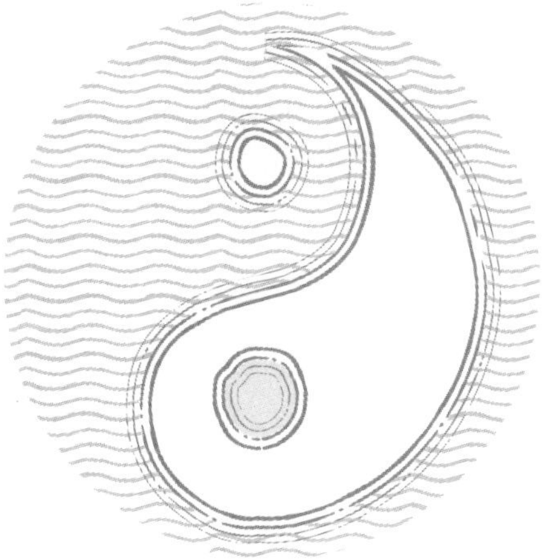

Eine Welt, in der die Einsamkeit ausgerottet ist, ist ein sehr armseliges Ideal. Einsamkeit in dem Sinne, dass man oft für sich allein ist, ist für ein tiefes Nachdenken oder einen tiefen Charakter von wesentlicher Bedeutung; und Einsamkeit in der Schönheit und Größe der Natur ist die Wiege von Gedanken und Eingebungen, die oft nicht nur für den Einzelnen vorteilhaft sind, sondern die auch die Menschheit nicht entbehren kann.

John Stuart Mill

Die Sprache der Stille: Haikus

Es gibt ein menschliches Grundbedürfnis nach Stille, die Sehnsucht, sich von allem menschlichen Lärm und Gedränge zu lösen, das Glück, in einem Augenblick der Ruhe ganz da zu sein.

Nichts als die Stille!
Tief in den Felsen sich gräbt
Schrei der Zikaden.

Doch wer die Stille finden und genießen will, braucht eine Sprache für sie. Das ist kein Widerspruch. Denn wie sonst sollte man sich ihrer bewusst werden, ein inneres Bild von ihr gewinnen? Dazu taugt die grobe, laute und eilige Sprache des Alltags offenkundig nicht. Zum Glück gibt es das Haiku. Es konzentriert sich auf eine konkrete Anschauung der Natur: eine Pflanze, Tages- oder Jahreszeit, ein Tier, einen Duft oder ein Geräusch. Dies wird aber nicht ausführlich beschrieben oder poetisch ausgemalt, sondern nur aufgerufen. Das Haiku ist konsequenter Kürze, absoluter Nichtgeschwätzigkeit verpflichtet. Er besteht aus lediglich drei Wortgruppen, die zudem häufig in der Anzahl der Silben oder Wortlaute begrenzt sind: 5–7–5. Doch diese Zahlen sind nicht so wichtig. Entscheidend ist das konkrete «Ding» und das Vertrauen, dass seine bloße Nennung genügt, um beim Leser Bilder, Erinnerungen, Stimmungen und Atmosphären lebendig werden zu lassen. So werden die Haikus beim Lesen,

Auswendiglernen und Nachsprechen weitergeschrieben. So kurz sie sich fassen, so tief kann man sich in ihnen versenken, so lange in ihnen verweilen.

Das Ich, das im Haiku auftritt, ist keine einzelne Person, kein individueller Autor. Wie in den Psalmen des Alten Testaments ist das Ich auch hier die Tür, durch die man als Leserin oder Leser in die Verse hineingehen gehen kann, um sie sich zu eigen zu machen. Wer ein Haiku liest, langsam und mehrfach, nimmt weniger einen Text zur Kenntnis, als dass er sich von ihm in eine meditative Besinnung über eine Erscheinung der Natur führen lässt, in der sich sein innerstes Selbst spiegelt.

Traurigkeit in mir,
einsam ist es geworden –
der Ruf des Kuckucks.

Sind dies Verse der Einsamkeit? Ist «einsam» hier überhaupt eine angemessene Übersetzung? Geht es nicht eher um einen Zustand des Schwebens, der sich einstellt, wenn man sich von menschlichen Sorgen, Pflichten und Bindungen gelöst hat? Es schwingt doch in den Haikus selbst dort, wo sie von Einsamkeit und Traurigkeit sprechen, eine Sehnsuchtsseligkeit mit: endlich da sein, in einem reinen Augenblick, in bloßer Gegenwart, nicht mehr an gestern und morgen denken, nichts bedürfen, wunschlos glücklich sein.

Auf diesem Wege
wandert kein einziger Mensch
am Abend im Herbst.

So in sich versunken ein Haiku erscheint, ist es dennoch ein stilles Gespräch und auf andere Menschen bezogen, die es jeweils für sich lesen, ihm nachfolgen auf einem Weg zu den Wurzeln des Seins. Selbst als Europäer des 21. Jahrhunderts kann man sich von einem klassischen japanischen Haiku anrühren lassen. Natürlich geht in der Übersetzung von einer Sprache, Kultur und Epoche zur anderen vieles verloren: der Klang und die Bedeutungsnuancen der Wörter, die Fülle der möglichen Assoziationen, die Einbettung in ein kulturelles Leben, nicht zuletzt das Schriftbild – der leichte Schwung der getuschten Zeichen und ihre vertikale Anordnung. Aber was die Übertragung überlebt, genügt auch heute noch, um sonst so gehetzte, zerstreute Menschen für einen Moment in die Stille zu führen.

Das zeigen zum Beispiel die hier vorgestellten Haikus von Matsuo Bashō (1644 bis 1694), dem wohl berühmtesten Haiku-Dichter. Er lebte in einer gänzlich anderen Welt: Aus einer Samurai-Familie stammend, hatte er sich entschieden, kein Krieger zu werden, sondern sich als buddhistischer Mönch und Pilger ganz der geistlichen Dichtung zu widmen. Es gibt in den asiatischen Hochkulturen, vor allem Japans und Chinas, eine lange Tradition eines solchen Rückzugs aus dem politischen und militärischen Leben in eine arme, aber künstlerisch erfüllte Abgeschiedenheit. Neben vielen Gedichten zeugen ungezählte Landschaftsbilder davon. Dieser Rückzug hat allerdings wenig Beschauliches, oft war er die Folge politischer Umwälzungen und Katastrophen, eine erzwungene Flucht in die Einsamkeit.

Bashōs Verse sind nicht in den engen Grenzen einer bestimmten Sprache, literarischen Tradition, religiösen Kultur oder politischen Situation gefangen geblieben, sondern weit in die Welt hinausgezogen und haben viele, auch moderne Dichter Europas oder Nordamerikas inspiriert, eigene Haikus zu verfassen. Vor allem aber können sie immer noch Menschen, ob künstlerisch begabt oder auch nicht, ob buddhistisch oder christlich – sogar die, die sich selbst als nichtreligiös bezeichnen würden –, dazu bringen, sich auf etwas Schönes und Wesentliches zu konzentrieren, aufmerksam zu werden für das Leben selbst, ruhig und wach zugleich, einfach da zu sein, ganz bei sich und über sich selbst hinaus. Und auf einmal fehlt nichts mehr.

Einsamkeit. Niemand
Will zu mir kommen, nur ein
Blatt vom Kiribaum.

Raus aufs Land: Petrarca

Man kann Francesco Petrarca (1304 bis 1374) als den ersten Individualisten der Menschheitsgeschichte und freischaffenden Intellektuellen betrachten. Er war der Erfinder der romantischen Liebe, der eine geheimnisvolle «Laura» als ideale Geliebte besang, auch wenn unklar ist, ob es sie wirklich gegeben hat. Als erster Mensch bestieg er 1336 allein zur eigenen Freude einen Berg, den Mont Ventoux in der Provence, und wurde so zum Urahn des modernen Alpinismus. Damit begründete er ein neues Erleben der Natur: Sie galt ihm nicht mehr als Feindin, sondern als Inbild des Erhabenen und Schönen – erst in ihr finde der Mensch zu sich selbst. Für Petrarca müsste man einen altbekannten Slogan umkehren: nicht «zurück zur», sondern «vorwärts in die Natur».

Auch das erste Buch über Einsamkeit hat Petrarca verfasst, zumindest das älteste, das sich erhalten hat: Die Schrift *De Vita Solitaria* –

Über das einsame/abgeschiedene Leben verfasste Petrarca 1366 gegen Ende seines Lebens auf seinem ländlichen Anwesen in Fontaine de Vaucluse bei Avignon. In dieser Idylle fand er die Muße und Stille, die er für seine Arbeit brauchte. Dennoch war dies nicht seine dauerhafte Heimat. Mehrfach hat er sich dort zwar länger aufgehalten, aber immer wieder zog es ihn auf weite Reisen und in die unruhigen, lebendigen Städte.

Sein Einsamkeitsbuch wirbt für ein Leben der Betrachtung, das nur auf dem Land möglich sei. Die geschäftigen Städte dagegen seien Orte der Entfremdung. Damit nahm Petrarca ein mönchisches Ideal auf und verweltlichte es, indem er den Traum klösterlicher Abgeschiedenheit mit einer neuzeitlichen Freude an der Natur verband. Seine Landliebe war durchaus fromm, verbunden mit regelmäßigen Gebeten und erbaulichen Gedanken. Zugleich war sie nicht zu denken ohne die genussvolle Lektüre großer Werke der Literatur und Philosophie, wie sie einem Mönch verwehrt war. Auch der gelegentliche Besuch guter Freunde war willkommen. Ein schlichtes, konzentriertes, aber auch schönes Leben sollte es sein, eben nicht asketisch. Darin orientierte sich der Renaissance-Autor an Traditionen antiker Denker, die sich auf Landgüter zurückgezogen hatten, um sich dort in Ruhe auf Wesentliches zu besinnen, zu lesen, zu diskutieren und zu schreiben – während Sklaven für das passende Drumherum sorgten. Nicht zuletzt spiegelt sich in Petrarcas Lob des Landlebens ein Grundkonflikt seiner Existenz: zwischen dem Wunsch seines Vaters, er möge ein erfolgreicher Jurist oder Kaufmann werden, und der eigenen Sehnsucht, ein freier Dichter und Denker zu sein.

Das anschaulichste Kapitel von *De Vita Solitaria* ist das zweite. In ihm stellt Petrarca den Tagesablauf eines Städters und eines Landbewohners einander gegenüber. Gekürzt liest sich das so:

Morgens:
Der eine steht fast noch in der Nacht auf. Sorgen und Rufe seiner Klienten haben ihn aus dem Schlaf gerissen.
Der andere steht früh auf, aber ohne geweckt zu werden, erquickt von einem erfüllten, nicht unterbrochenen Schlaf.

Der eine zwingt sich gleich auf einen unbequemen Stuhl und geht an die Betrügereien, die er heute zu erledigen hat. Er rechnet Warenpreise aus und überlegt, wie er seine Geschäftspartner hereinlegen kann. Dabei ist er hin- und hergerissen: Mal brennt er vor Gier, dann überkommt ihn Angst, dann entflammt er in Zorn.
Der andere erhebt sich leicht von seinem Lager, kurz schüttelt er die Benommenheit ab, dann begrüßt er den Tag, indem er ein Lied und ein Gebet gen Himmel sendet. Oft überkommen ihn dabei schon frühmorgens Augenblicke der Verzückung.

Vormittags:
Der eine zerreibt sich im hektischen Rhythmus aus schändlicher Jagd nach Geld und besinnungslosem Genuss. Seine Gier und seine Sorgen versucht er zu ertränken in den Vergnügungen und Versuchungen des städtischen Luxus.
Der andere widmet den Tag geistvoller, gottgefälliger und angenehmer Lektüre.

Die Schwelle des einen ist von Feinden und Freunden belagert.
Vor dem Haus des anderen ist es leer. Niemand wartet auf ihn, keiner will etwas von ihm. Es steht ihm frei, zu Hause zu bleiben oder hinauszugehen.

Der eine drängelt sich durch das Gewühl. Den Kopf voller Sorgen und Ärgernisse, eilt er auf das Forum, um dort, in der Mitte der Stadt, all die anderen irrsinnig Beschäftigten und allzu Gierigen zu treffen.
Der andere wandert in den Wald hinein.

Der eine hat den ganzen Tag damit zu tun, Recht in Unrecht und Wahrheit in Lüge zu verkehren, immer nur und mit allen Mitteln seinen Vorteil zu suchen. Nie wird er fertig damit. Manchmal immerhin wird er von Gewissensbissen geplagt.
Der andere sitzt in luftiger Höhe, zwischen Blumen, unter dem Schatten eines Baumes und liest ein Buch, das er mitgenommen hat. Eine nahe Quelle murmelt, Vögel singen. Er hält inne, dankt dem Höchsten und bittet um Reinheit des Herzens. Seinen heiligen Geist und die Liebe zu den Nächsten möge Gott ihm eingießen. Indem er um diese Gaben bittet, besitzt er sie bereits. Sie machen ihn um vieles glücklicher, als Gold und Edelsteine es könnten.

Mittags:
Der eine lässt sich unter einem gefährlich schwankenden Baldachin nieder und versinkt tief in den Kissen. Es ist laut: Hofhunde bellen, Hausmäuse quieken, Schmeichler schreien, Diener lärmen. Viel zu viel wird aufgetischt. Die Speisen sind zu teuer, luxuriös, kompliziert, exotisch, künstlich, aus weiten Fernen herangebracht, wild durcheinandergemischt. Ob ein Gift darunter verborgen ist? Benebelt vom Rausch des Gelages, noch betäubt von der Hektik des Vormittags, schon beschäftigt mit der Unruhe des Nachmittags schwitzen die Tischgenossen, stinken, rülpsen, gähnen, streiten, grölen. Vieles wird verschüttet, verschwendet, am Ende weggeworfen.

Der andere deckt eine reinliche Tafel unter seinem Hausaltar nur für sich selbst. Ein einfaches Tongeschirr legt er auf, dazu schlichte, gesunde Speisen aus der Region oder eigenem Anbau. In aller Ruhe genießt er es, sein eigener Gast zu sein.

Nachmittags:
Der eine stürmt gleich wieder los. Er hat ja die Erfahrung gemacht, dass üble Vorhaben rasch erledigt werden müssen. Habgier, Wollust und Zorn treiben ihn vor sich her.
Der andere mag nichts überstürzen. Er weiß, dass seine Lebenszeit begrenzt ist und es nur darauf ankommt, sich der Ewigkeit würdig zu erweisen. Deshalb spielt es für ihn keine Rolle, wie lang, sondern nur, wie gut sein Leben ist.

Abends:
Der eine muss noch einmal auf die Straßen und Plätze der Stadt, macht sich die Füße schmutzig, stößt mit anderen zusammen, gerät ins Schwitzen, viel zu spät kehrt er nach Hause zurück, mit etwas Gold in den Taschen, aber auch mit Unruhe im Gewissen und einem schlechten Ruf, der ihm folgt wie ein Schatten.
Der andere besucht noch eine Quelle, die die späte Sonne bescheint, oder einen Strand, ein grünes Ufer im Abendlicht. Er freut sich, auch diesen Tag niemandem Schaden zugefügt zu haben. Hunger hat er nicht, lieber hält er es wie Platon: «Ich werde ungern zweimal am Tag satt.» Ein letztes Abendgebet spricht er, dann geht er zu Bett.

Nachts:
Der eine wendet sich zum Schluss dem Rausch zu, isst schwer, trinkt viel. Ins Bett trägt er mit sich Sorge, Neid, Gier, Ekel, Stolz, Enttäu-

schung. Bitter und benebelt wird er sich auf seinen purpurnen Laken hin- und herwälzen, bis ihn ein später Schlaf überwältigt. Doch die Angst und die Reue folgen ihm in seine Träume.

Der andere liegt allein und ruhig da. Allen Menschen ist er angenehm, mit sich selbst ist er im Reinen, Gott hat er zum Freund. Nichts kann seinen Schlaf stören.

So grob und ungerecht diese Gegenüberstellung von Stadt und Land, Geschäft und Besinnung auch sein mag, verführerisch ist sie doch. Die Sehnsucht nach einem Leben in abgeschiedener Natur muss besonders Künstler anlocken, weil sie hier die Stille finden, die sie für ihre Arbeit brauchen. Doch auch für ungezählte Normalsterbliche, die sich im urbanen Alltag selbst aus den Augen verlieren, muss dies ein Bild von großer Faszination sein.

Aber es hat eine unangenehme Kehrseite. Da sind die Massenverachtung und Menschenunfreundlichkeit, wie man sie bei hochgesinnten Intellektuellen nicht eben selten findet. Da ist das mangelnde Bewusstsein für Ungerechtigkeiten. Auch eine ländliche Idylle muss man sich leisten können. Städtischen Mittel- und Unterschichten ist dies nicht möglich, Bauern schon gar nicht. Dies ist eine privilegierte Lebensform, weshalb Petrarcas laut vor sich hergetragene Bescheidenheit nicht recht zu überzeugen vermag. Ein solches Leben auf dem Land mit einem ruhigen Haus, einem schönen Garten und einer gut bestückten Bibliothek ist eben ein Traum nur für Herren. Da wundert es auch nicht, dass Frauen – jedenfalls solche aus Fleisch und Blut, nicht nur verträumt Besungene – in diesem Traum keinen Platz haben, von Kindern gar nicht erst zu reden. Dafür müsste man das gute Leben ja teilen.

Schließlich kann man im Kern dieser Sehnsucht eine Lüge verborgen sehen. Petrarca war und blieb ein Städter. Nur für längere Auszeiten konnte er es auf dem Land aushalten. Dann musste er wieder los. Wo sollte er auch den Stoff für seine Werke finden, wo sollten sie gelesen, rezitiert und diskutiert werden, wenn nicht in der Stadt? Warum überhaupt musste Petrarca so wortreich über das einsame Leben schreiben und konnte es nicht einfach führen, wenn es angeblich so glücklich war? Der Grund könnte in dieser brieflichen Äußerung zu finden sein: «Nirgendwo bin ich ansässig, ein Fremder bin ich überall.» So musste er sich wohl eine Heimat erfinden. Dass ihm dies hier nur unvollkommen gelungen ist, zeigt sich darin, dass er seinen Traum eines gelungenen Lebens nicht ausmalen konnte, ohne sich polemisch an dessen Gegenteil abzuarbeiten. Um sein Ideal zu behaupten, musste er alle verdammen, die anders leben. Immerzu schielt er voller Zorn zu ihnen hinüber. Vielleicht war Petrarca ja doch gar nicht so zufrieden in Fontaine de Vaucluse. Warum sonst lesen sich seine Schilderungen des bösen Stadtlebens viel interessanter als diejenigen über das friedliche Landleben? Es geht einem hier nicht anders als bei der Betrachtung alter Bilder vom ewigen Leben: Die Hölle erscheint irgendwie reizvoller als der Himmel. Am Ende erscheint Petrarcas Loblied auf das Landleben als das unfreiwillige Eingeständnis einer existentiellen Tragik: Einsam war er wohl, aber ganz anders, als er es in seinem Einsamkeitsbuch beschrieben hat: einsam in sich selbst, mit allen zerstritten und überall fremd.

Dennoch hat Petrarcas *De Vita Solitaria* tief und weit gewirkt. Es ist das Urbild für all die Schriftsteller geworden, die sich aufs Land zurückziehen, um dort die Ruhe fürs Schreiben zu finden und sich dabei als Gegenfiguren zu den verworfenen Städtern zu inszenieren. Sein Seelenverwandter Jean-Jacques Rousseau hat – wahrscheinlich ohne *De Vita Solitaria* gelesen zu haben – ein sehr ähnliches, allerdings noch mit einer gehörigen Prise Verfolgungswahn gewürztes Buch geschrieben: seine *Träumereien eines einsamen Spaziergängers*, 1782 posthum erschienen. Ihnen beiden sind viele weitere Autoren auf dem Weg hinaus aus der Stadt gefolgt, bis heute. Doch ganz so elitär ist ihre Lebensform längst nicht mehr. Massen von Städtern – Angestellte, Kaufleute oder Juristen – tun es ihnen nach, wenn sie es sich denn leisten können: Auch sie wollen in ländlicher Einsamkeit endlich zu sich selbst kommen. Was wohl die echten Dorfbewohner darüber denken, die gern der Menschenleere ihrer Heimat entkommen und sich ins pralle urbane Leben stürzen würden, wenn da nicht Haus, Frau und Kinder wären, der Acker, der zu bestellen ist, und die Tiere, die versorgt sein wollen?

Ins Spiel versunken: Solitaire

«Solitaire» bedeutet auf Französisch «Einsiedler». Dazu gibt es in der *Encyclopédie*, der großartigen Enzyklopädie der französischen Aufklärung, die in achtundzwanzig Bänden zwischen 1751 und 1772 erschien, einen eigenen Eintrag. In ihm zeigt sich ein epochaler Wandel in der Beurteilung der Einsamkeit. Die ehrwürdige Tradition der Hochschätzung frommer Abgeschiedenheit findet hier ein Ende. In der katholischen Kirche des Westens und in den orthodoxen Kirchen des Ostens galt der Eremit, der in Abgeschiedenheit zu Gott finden wollte, als Vorbild. Aber schon die Reformatoren des 16. Jahrhunderts hatten dagegen protestiert und die Klöster und Einsiedeleien aufgelöst: Ein Christ solle eine Familie haben und als Bürger in seinem Gemeinwesen leben. Ganz ähnlich argumentierten die Aufklärer des 18. Jahrhunderts. Einer der fleißigsten Autoren der *Ency-*

clopédie, der Hugenotte und Aufklärer Louis de Jaucourt (1704 bis 1779) verband beide Linien und schrieb dem «Solitaire» diesen Abschied:

> Einsiedler. So heißt derjenige, der allein lebt, getrennt vom Umgang & der Gesellschaft der anderen Menschen, die er für gefährlich hält. Ich bin weit davon entfernt, die Einsiedler auch nur im geringsten lächerlich machen zu wollen …, aber mir scheint, dass in unseren Zeiten eine wahrhaft starke Tugend darin besteht, trotz aller Hindernisse sicheren Schrittes seinen Weg zu gehen & sich nicht durch die Flucht zu retten. Welchen Wert hat denn jene Weisheit von schwacher Beschaffenheit, die weder die kräftige Luft vertragen noch unter den Menschen leben kann, ohne sich von ihren Lastern anstecken zu lassen & die Angst hat, eine müßige Einsamkeit zu verlassen, um so der Verderbtheit zu entgehen? Sind Ehre & Rechtschaffenheit so anfällig, dass man sie nicht berühren kann, ohne sie zu verletzen? Ein Einsiedler ist gegenüber den übrigen Menschen gleichsam ein lebloses Wesen; seine Gebete & und sein beschauliches Leben, die niemand sieht, haben nicht den geringsten Einfluss auf die Gesellschaft, die mehr der Tugendvorbilder vor ihren Augen als in den Wäldern bedarf.

Mit dieser Kritik war der schwächliche, ängstliche, müßige, selbstsüchtige, wirkungslose Einsiedler in protestantischen und aufgeklärten Ländern als Ideal und Lebensform erledigt. Doch wenige Jahrzehnte später erlebte das Wort «Solitaire» eine überraschende Beliebtheit, wenn auch in einer ganz anderen Bedeutung. Im 19. Jahrhundert lebten fast alle Menschen noch in vielköpfigen Haushalten. Man schätzt, dass es höchstens ein Prozent Single-Haushalte gab.

Doch mit wachsendem Wohlstand und zunehmender Bildung stieg bei immer mehr Menschen das Bedürfnis, auch einmal für sich zu sein. Wenn sie schon nicht ausziehen konnten, bot nun eine Reihe von neuartigen Freizeitbeschäftigungen die Chance, wenigstens für Momente dem allgegenwärtigen Gemeinschaftsdruck zu entfliehen: zum Beispiel das Spiel «Solitaire».

Im 18. Jahrhundert war das Kartenspiel eine große Mode gewesen. Es gab ungefähr fünf Spiele, die alle kannten, so dass man nie Schwierigkeiten hatte, Mitspieler zu finden. Das änderte sich, als Kartenfreunde dazu übergingen, nur mit und gegen sich selbst zu spielen. Es begann – so der Einsamkeitshistoriker David Vincent – in Nordeuropa, wo man die kalten Jahreszeiten vor allem zu Hause verbringen musste. Doch schnell verbreitete sich die neue Sitte über den ganzen Kontinent. Das erste Solitaire-Handbuch erschien 1824 in Moskau, es folgten ungezählte weitere in allen Sprachen. Dabei wurden immer neue Varianten des Spiels erfunden. Das erste englische Handbuch, von einer Lady Adelaide Cadogan herausgebracht, kannte schon fünfdreißig Spielarten. Zum Ende des 19. Jahrhunderts waren es bis zu 150 geworden. Für jeden war etwas dabei: Einfaches für Kinder, Ambitioniertes für Fortgeschrittene, Komplexes für lange Abende, Schnelles für einen kurzen Moment des Wartens. Alles, was man brauchte, waren ein Packen Karten und ein Tisch in einer ruhigen Ecke des Hauses. In gewisser Weise erinnert das Solitaire-Spielen an das Meditieren der alten Einsiedler: Man lässt alle Arbeit ruhen, wendet sich von seinen Mitmenschen ab, versenkt sich in eine stille, zweckfreie Tätigkeit, blendet dabei seine Umwelt aus, ist nicht mehr ansprechbar und endlich nur für sich. Das wird als Glück erlebt und als ein Stück Freiheit. Ein besonderer Reiz beim Solitaire-Spielen wird übrigens darin gelegen haben, dass es keine Autorität mehr gab.

Jeder Spieler war jetzt sein eigener Schiedsrichter, konnte so streng sein oder so viel schummeln, wie er eben wollte.

Neben dem Solitaire entwickelten sich im 19. Jahrhundert viele vergleichbare Spiele und Hobbys, die alle demselben Zweck dienten, leere Stunden zu verkürzen und Momente des selbstvergessenen Alleinseins zu schenken. Besonders wichtig wurden für Frauen die kunstvollen Handarbeiten und für Männer das Briefmarkensammeln. Beide Beschäftigungen dienten der Entspannung, waren also von Arbeit eindeutig unterschieden, boten aber zugleich die Möglichkeit, neue Fähigkeiten und ein hochspezialisiertes Expertentum zu entwickeln. Zudem führten sie nicht nur aus der häuslichen Gemeinschaft hinaus, sondern vernetzten den Einzelnen über Bücher, Zeitschriften und Vereine mit Gleichgesinnten an weit entfernten Orten. So erfüllten diese und andere Einsiedler-Hobbys auch eine soziale Aufgabe. Besonders die vielen Kranken, Invaliden, Menschen mit Behinderung und Bettlägerigen, die ja allermeist zu Hause gepflegt wurden, konnten so ihre Tage mit Schönem füllen und zugleich in eine virtuelle Gemeinschaft jenseits der eigenen Familie eintreten.

Viel zu wenig weiß man darüber, ob über dieses moderne Einsiedlertum nicht auch gestritten wurde. Manche Formen wie das Solitaire-Spielen wird man für harmlos gehalten oder ihm vielleicht sogar einen pädagogischen Nutzen zugesprochen haben. Anderes wie das Gärtnern stand gesellschaftlich in hohen Ehren. Von anderem wie dem Angeln wird man gewusst haben, dass es auch dem Familienfrieden diente. Allerdings ist überliefert, dass nicht wenige Frauen sich darüber beklagten, dass ihre Männer viel zu lange bei ihren Tauben – ein sehr populäres Hobby von Arbeitern – waren und mit diesen mehr sprachen als mit ihnen. Äußerst kritisch jedoch – das ist sehr gut belegt – wurde über die beliebteste Freizeitbeschäftigung junger Frauen diskutiert: die stille, einsame Lektüre von Romanen. Wie Süchtige würden sie viel zu viel Zeit damit verschwenden, allzu romantische Geschichten zu konsumieren. Die neuartigen Leihbüchereien, die immer neuen Stoff bereithielten und unkontrolliert Bücher austeilten, die Mädchen und jungen Frauen den Kopf verdrehten, wurden verflucht. Dringend müssten die Älteren im Haushalt diesen gefährlichen Romankonsum prüfen und einschränken. Ob es ähnliche Sorgen auch über übermäßiges Solitaire-Spielen gab? Auf jeden Fall finden sich hier schon manche Debatten der Gegenwart über jugendlichen Handy-Gebrauch und die «Gaming»-Kultur des 21. Jahrhunderts vorweggenommen.

Am Meer: Caspar David Friedrich

Einsamer wurde niemand je gemalt als dieser «Mönch am Meer». Caspar David Friedrich stellte ihn als schmale, leicht gebogene Gestalt vor eine Unendlichkeitslandschaft aus Wind und Wasser. Oben ein blauer, weißer, grauer Himmel, in der Mitte ein seltsam schmaler Streifen dunkles Meer, davor ein hellbräunliches Stück Strand. Dort steht ein Mönch, in dem man ein Selbstbildnis Friedrichs erkennen könnte, und schaut hinaus, hinauf. Dem Betrachter kehrt er den Rücken zu. So kann man nicht an seinem Gesicht erkennen, was er denkt oder empfindet. Genießt er das Alleinsein und den Horizont des Ewigen, ist er gebannt von der unaufhörlichen Bewegung der Wellen und Wolken, wartet er auf etwas, ist es ein Staunen oder eher ein Schrecken, was ihn erfüllt? Wie lange steht er schon da, wird er gleich nach Hause zurückkehren, oder spielt er gar mit dem Gedanken, sich hineinzustürzen?

Über sein vielleicht berühmtestes Bild, das er zwischen 1808 und 1810 malte, schrieb Friedrich:

> **Und sännest du auch vom Morgen bis zum Abend, vom Abend bis zur sinkenden Mitternacht; dennoch würdest du nicht ersinnen, nicht ergründen das unerforschliche Jenseits! Mit übermütigem Dünkel erwägst du der Nachwelt ein Licht zu werden, zu enträtseln der Zukunft Dunkelheit! Was heilige Ahnung nur ist, nur im Glauben gesehen und erkannt; endlich klar zu wissen und zu verstehen! – Tief zwar sind deine Fußstapfen am öden sandigen Strande: doch ein leiser Wind weht darüber hin, und deine Spur wird nicht mehr gesehen: Törichter Mensch voll eitlem Dünkel!**

Demnach wäre dieses Gemälde Ausdruck eines modern-christlichen Ewigkeitsglaubens, der nicht nur in der Bibel oder im Gottesdienst, sondern vor allem in der Natur der Größe Gottes und der Endlichkeit des Menschen gewahr wird. Wie ein Mönch in seinen Gebeten meditiert, so versenkt sich der Künstler in die Betrachtung der Natur und seine künstlerische Arbeit, um zum Geheimnis der Welt vorzudringen – in größtmöglicher Konzentration:

> **Ich muss allein bleiben und wissen, dass ich allein bin, um die Natur vollständig zu schauen und zu fühlen; ich muss mich dem hingeben, was mich umgibt, mich vereinigen mit meinen Wolken und Felsen, um das zu sein, was ich bin.**

Doch dieses Bild ist ein Kunstwerk, also mehrdeutig, zwiespältig und kann von Betrachtern sehr unterschiedlich aufgenommen werden. Berühmt und berüchtigt ist die Deutung von Heinrich von Kleist:

> **Nichts kann trauriger und unbehaglicher sein als diese Stellung in der Welt: der einzige Lebensfunke im weiten Reich des Todes, der einsame Mittelpunkt im einsamen Kreis. Das Bild liegt, mit seinen zwei oder drei geheimnisvollen Gegenständen, wie die Apokalypse da … und da es, in seiner Einförmigkeit und Uferlosigkeit, nichts als den Rahmen zum Vordergrund hat, so ist es, wenn man es betrachtet, als ob einem die Augenlider weggeschnitten wären.**

Das ist ein herrlich krasses Sprachbild. Doch was soll mit ihm genau gesagt werden? Dass das Betrachten des Gemäldes Schmerzen wie bei einer Folter verursacht, dass es einen suchtartigen Sog entfaltet, man den Blick nicht abwenden kann? Es mag sein, dass Kleist seine eigene Todessehnsucht in dieses Gemälde hineinprojiziert hat. Aber nicht zu Unrecht hat er darauf aufmerksam gemacht, dass dieser Himmel und dieses Meer wie ein Abgrund wirken können, der den Menschen zu verschlingen droht, vor dem er vergeht.

An einem Punkt aber hat Kleist geirrt oder sich auf eine Vorfassung des Bildes bezogen. Denn in seiner Endfassung – Friedrich hat das Gemälde mehrfach übermalt – sind außer dem Mönch keine «zwei, drei Gegenstände» zu sehen. Vielleicht hat das mit dem Atelierbesuch eines Theologen zu tun. Im September 1810 kam Friedrich Schleiermacher, der Begründer der modernen evangelischen Theologie, zu Caspar David Friedrich nach Dresden und sah sich dieses Gemälde an, um zu prüfen, ob es auf einer Kunstausstellung in Berlin gezeigt werden sollte. Religion war für Schleiermacher mehr und anderes als dieses oder jenes Glaubenssystem. Sie bestand für ihn in einem «Sinn und Geschmack für das Unendliche», in einem «schlechthinnigen Abhängigkeitsgefühl». Dieses Gefühl fand er im «Mönch am Meer» dargestellt. Allerdings muss er einzelne Gegenstände, vielleicht ein Boot, als Ablenkung empfunden haben. So soll Schleiermacher den Künstler dazu angeregt haben, sie zu übermalen. Durch diese endgültige Gegenstandslosigkeit gewann das Gemälde einen noch radikaleren Ausdruck. Jetzt zeigte es eine absolute Abhängigkeit und ein schlechthinniges Alleinsein, was man auch als düster und trostlos empfinden kann.

Doch auch hier liegt die Wahrheit im Auge der Betrachter, für die der Mönch, indem er ihnen den Rücken zukehrt, zur Tür wird, durch die sie in das Bild gehen und selbst vor diese Unendlichkeit treten können, um vor dem ewig sich bewegenden Himmel und dem endlos rauschenden Meer zu verweilen und sich dabei allein oder einsam, geborgen oder verloren zu fühlen.

Man kann nun einen Schritt weiter und näher in die Gegenwart gehen, um diese Frage zu stellen: Wenn es schon eine Grenzerfahrung ist, ohne andere Menschen vor einem Meer zu stehen, wie mag es dann erst sein, wenn man ganz allein auf dem Meer ist? Gut einhundert Jahre nach Caspar David Friedrich wagten sich die ersten Männer an das Abenteuer, allein um die Welt zu segeln. Als Erster stach Joshua Slocum 1895 von Boston aus in See, um drei Jahre später heimzukehren. 1900 veröffentlichte er ein Buch über diese Reise: *Sailing Alone Around the World*. Es sollten wieder fast einhundert Jahre vergehen, bis auch Frauen dies wagten. Die berühmteste von ihnen ist die Britin Ellen MacArthur (geb. 1976). Vom 28. November 2004 bis zum 7. Februar 2005, also in nur einundsiebzig Tagen, umsegelte sie allein die Erde. Das war ein Weltrekord, der immerhin drei Jahre lang Bestand hatte. Eindrucksvoll hat sie in ihrem Buch *Ich wollte das Unmögliche* die wahnsinnig erscheinenden Herausforderungen dabei beschrieben: die sportliche Leistung, das nautische Vermögen, die logistischen Aufgaben, die Sorge um das Boot, das ständige Beobachten von Wind und Wetter, das Ertragen von Kälte und Nässe. Gelegentlich erwähnt sie die Freude, wenn Tiere – Vögel, Fische, Delphine – ihr Alleinsein unterbrechen. Auch ist sie nicht völlig abgeschnitten von der Menschenwelt, hält sie doch Kontakt zu ihrem Team sowie zu einem Publikum, das über die Medien Anteil an ihrem Rennen gegen die Zeit nimmt. Den größten körperlich-seelischen Schmerz bereitete ihr – wie allen Alleinseglern – der chronische Schlafentzug. Doch das bewusste Erleben einer absoluten Einsamkeit mitten auf dem Meer erwähnt sie – ebenso wie andere Alleinsegler vor ihr – mit keinem Wort. Wahrscheinlich hatten sie dafür zu viel zu tun.

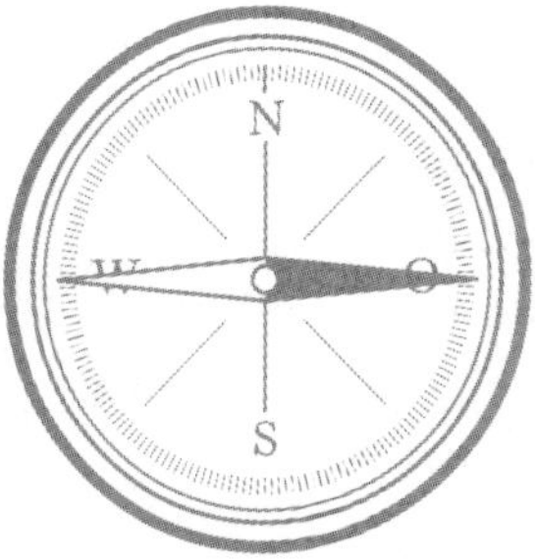

WESTEN

4. Die Weiten der Loneliness

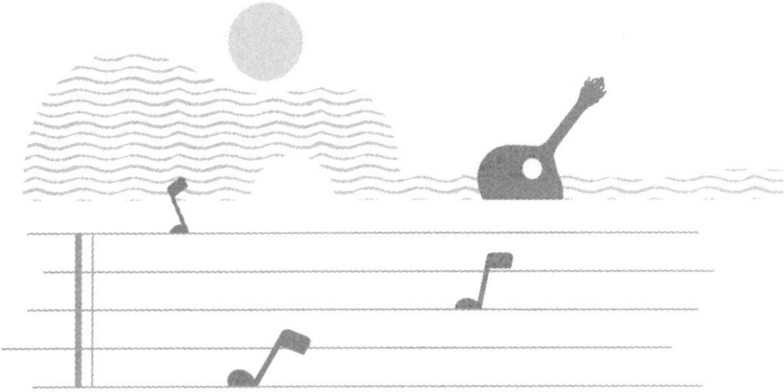

I am on a lonely road
    and I am traveling
Traveling, traveling, traveling
Looking for something,
    what can it be
...
I am on a lonely road
    and I am traveling
Looking for the key
    to set me free

Joni Mitchell

In der Höhle: Robert Voorhis

Niemand wusste, woher er kam. Wer hatte ihn eigentlich zuerst bemerkt? Irgendwann hatte er sich oben auf dem Berg, mitten im Wald, in einer engen Höhle niedergelassen. Mit der Zeit hatte er davor Steine zu einer Mauer aufgeschichtet, die Höhle mit einem Stuhl und einer Bank ausgestattet, sich zwei, drei Stück angeschlagenes Keramikgeschirr besorgt, sein rohes Heim mit Muscheln und Knochen geschmückt. Ganz allein lebte er dort. In den umliegenden Dörfern kannte man ihn bald und wusste, dass er Robert hieß. Denn in regelmäßigen Abständen zog dieser seltsame Eremit hinunter, um bei den Schäfern Lebensmittel zu erbetteln. Da er so freundlich und friedlich wirkte, gab man ihm gern etwas. Einige Neugierige besuchten ihn dann und wann in seiner Einsamkeit, wurden aber nicht schlau aus ihm. Auch die lokale Zeitung hatte ein, zwei Mal über ihn berichtet, ohne sein Geheimnis lüften zu können. Wie hält man solch ein armes und abgeschiedenes Leben aus? Warum lebt jemand ohne all die Freuden und Ordnungen der Gesellschaft? Hatte Robert der Eremit etwas Schlimmes erlebt? Da er eine dunkle Hautfarbe hatte, fragten sich einige auch: Wovor ist er geflohen? Hat er etwa ein Verbrechen begangen? Doch da er so ausgeglichen und zufrieden wirkte, erschien das den meisten unwahrscheinlich zu sein. Sie mochten ihn, auch wenn sie ihn nicht verstanden.

Vierzehn Jahre lang lebte Robert der Eremit so, wich allen Fragen aus und gab sein Geheimnis nicht preis. Dann kam einer, der es ernst mit ihm meinte. Henry Trumbull hieß er, war ein frommer Puritaner und leidenschaftlicher Gegner der Sklaverei. Er stieg zu Roberts Höhle hinauf, die sich in der Nähe des Seekonk River im District of Rhode Island befand, bei Providence, im Bundesstaat Massachusetts. Robert fasste Vertrauen und erzählte ihm seine Geschichte. Trumbull machte wenig später daraus ein kleines Buch, das 1829 erschien und von denen, die für die Abschaffung der Sklaverei kämpften, mit Rührung und Empörung gelesen wurde.

Ich, Robert Voorhis, wurde 1769 oder 1770 in Princeton geboren. Meine Mutter war eine Sklavin. Sie war irgendwo in Afrika geboren, dann geraubt, verschleppt und in den Vereinigten Staaten von Amerika verkauft worden. Mein Vater soll ein weißer Gentleman gewesen sein. Ich glaube, dass ich eine Schwester gehabt habe. Aber an sie alle kann ich mich kaum erinnern. Denn schon als kleines Kind wurde ich meiner Mutter entrissen. Mein Besitzer gab mich an seine Schwester – als Teil ihrer Aussteuer. Sie heiratete einen gebürtigen Deutschen: John Voorhis – daher mein Nachname. Ich war erst vier Jahre alt, da musste ich mit ihnen fort nach Georgetown. Mit vierzehn Jahren sollte ich das Handwerk des Schuhmachers erlernen, arbeitete aber vor allem im Garten der Familie.

Als ich 19 Jahre alt war, geschah ein Wunder. Ich fand einen Menschen, den ich liebte und der mich auch liebte: eine junge schwarze Frau namens Alley Pennington. Wir wollten heiraten und eine Familie gründen. Dafür musste ich das Joch der Sklaverei loswerden. Ich fragte meinen Besitzer, ob er mich freigeben würde. Voorhis aber forderte eine hohe Entschädigung. Bei James Bevens, einem Mann, den ich für einen Freund und Gönner hielt, lieh ich mir die verlangte Summe. Jetzt war ich kein Sklave mehr und konnte heiraten. Zwei

Kinder wurden Alley und mir geschenkt. Ich arbeitete hart, um meine Familie zu ernähren und Stück für Stück meine Schulden zurückzuzahlen. Das waren drei glückliche Jahre.
Doch dieser Bevens war ein teuflischer Betrüger. Ich hatte nicht gewusst, dass ich mir von ihm für jede Rückzahlung eine Quittung hätte ausstellen lassen müssen. So erschien er eines Tages mit einem anderen weißen Mann bei mir zu Hause und beschuldigte mich, ich sei ihm die ganze Summe immer noch schuldig. Die beiden überwältigten und fesselten mich. Die Schreie meiner Frau und unserer Kinder rührten sie nicht. Ich konnte nichts tun. Sie schleppten mich auf ein Schiff, schlugen mich dort in Eisen und brachten mich mit vielen schwarzen Leidensgenossen in die Südstaaten. Drei Tage fuhren wir den Fluss hinunter, nur ein paar Schlucke Wasser und einige Brocken Brot bekamen wir. In South Carolina angekommen, wurden wir erst ins Gefängnis gesteckt und am folgenden Tag auf dem Sklavenmarkt verkauft – wie Vieh.
Doch gelang es mir bald darauf zu fliehen. Ich schlich nachts auf ein Schiff, das wieder nach Norden fahren sollte. Drei Tage musste ich dort als blinder Passagier aushalten – in Angst, ohne Essen und Trinken. Dann erreichten wir Philadelphia. Ich suchte eine Gemeinde der Quäker, der Freunde Jesu, auf. Sie wollten mir helfen. Doch als ich kurz auf die Straße trat, wurde ich schon von einem weißen Mob gejagt. Als schwarzer Mann wird man schnell verdächtigt. Die Weißen hielten mich für einen geflohenen Sklaven und brachten mich ins Gefängnis. Meinen Erklärungen schenkte niemand Glauben. So wurde ich wieder in den Süden gebracht, zurück zu meinem letzten Besitzer. Der schleppte mich gleich zur nächsten Auktion und verkaufte mich an einen Dr. Peter Fersue. Der ließ mich als Haussklave arbeiten, wahrscheinlich damit ich seine Feldsklaven nicht aufstacheln

konnte. Nach achtzehn Monaten gelang mir erneut die Flucht. Wieder versuchte ich als blinder Passagier nach Norden zu kommen. Fast wäre ich auf der Fahrt verdurstet und verhungert, da wurde ich von einem Matrosen entdeckt. Der Kapitän war – Gott sei Dank – ein Quäker. Er ließ mir zu Essen und zu Trinken geben, ganz vorsichtig in kleinen Portionen. Voller Mitgefühl hörte er sich meine Geschichte an und gab mir gute Ratschläge, wie ich dauerhaft in Sicherheit leben könnte. Er war der erste weiße Mann, der gut zu mir war.

In New England hoffte ich, endlich in Sicherheit zu sein. Von dort, so hatte mir der Kapitän erklärt, würde man als freier Schwarzer nicht zurück in die Sklaverei in den Süden gezwungen. Aber ganz gewiss war ich mir nicht, auch hatte ich kein Geld. Deshalb heuerte ich in Boston auf einem Schiff an, das nach Indien fuhr. Nach vierzehn Monaten fuhren wir wieder in Salem ein. Ich hatte viel gesehen und gutes Geld verdient. Aber wie gern hätte ich meine Frau Alley und unsere Kinder wiedergesehen! Nur, wie hätte ich zu ihnen gelangen, überhaupt Verbindung mit ihnen aufnehmen können? Wäre ich zu ihnen zurückgekehrt, wäre ich sofort wieder gefangen genommen worden. So blieb mir nichts, als weiter zur See zu fahren. Neun Jahre lang war dies mein Beruf. Bei einem Landgang in Boston kam ich in einem Gästehaus unter, das eine schwarze Witwe betrieb. Sie hatte drei Töchter. Da ich nicht mehr so einsam sein wollte, heiratete ich eine von ihnen. So wurde ich zum zweiten Mal Ehemann und bald darauf zum dritten Mal Vater. Um meine neue Familie zu ernähren, ging ich wieder auf große Fahrt, diesmal nach Kanton in China. Doch als ich nach achtzehn Monaten zurückkehrte, wurde ich wie ein Fremder begrüßt. Wieder war ich allein.

Aber jetzt wagte ich es. Nach zwanzig Jahren reiste ich zurück nach Georgetown, um meine geliebte erste Familie zu suchen. Ich kam in die alte Nachbarschaft, fragte herum und musste erfahren, dass Alley sich bald nach meiner Verschleppung aus Verzweiflung selbst getötet hatte. Unsere beiden Kinder seien gleich darauf ebenfalls gestorben. Da beschloss ich, mir einen einsamen Ort zu suchen, wo ich ganz für mich sein könnte, und darauf zu warten, dass mein Leben ein Ende finden und ich danach an einem besseren Ort meine Alley und unsere Kinder wiedersehen würde.

1832, also drei Jahre nachdem Henry Trumbull seine Lebensgeschichte aufgeschrieben und veröffentlicht hatte, starb Robert Voorhis. Er war wie ein Seemann, der freiwillig auf einer einsamen Insel gestrandet war. Anders als der berühmte Robinson Crusoe gut einhundert Jahre zuvor wollte und konnte dieser längst vergessene schwarze Eremit nicht zurück in die Zivilisation. Denn sie war eine Gesellschaft nur für Weiße. Ein «Freitag» wie er hatte hier keine Chance, eine Heimat zu finden, mit seiner Familie in Freiheit und Sicherheit zu leben. So war ihm nur die kahle Höhle geblieben.

Auf Wanderschaft: Frederick William Robertson

Zu Beginn des 19. Jahrhunderts entwickelte sich in England eine neue Form der Ungeselligkeit: «das grüne Alleinsein». Es war mehr als eine Mode, es war – so der Einsamkeitshistoriker David Vincent – eine epochale Wende, als erwachsene Männer damit begannen, durch das Land zu wandern, nur mit sich selbst und auf den eigenen zwei Beinen. In früheren Zeiten war dies undenkbar und praktisch kaum möglich gewesen. Jetzt aber durchzog ein Netz von gut ausgebauten Straßen das Land. Man musste nicht mehr in Gruppen unterwegs sein, aus Angst vor Räubern oder wilden Tieren. Man musste nicht mehr fürchten, sich in unwegsamem Gelände zu verirren, denn es gab inzwischen Kartenmaterial und Reiseführer, oder tags nichts zu essen und nachts kein Obdach zu finden, weil dafür nun Gasthäuser bereitstanden. So konnte man unbeschwert die Schönheiten Englands bestaunen, Vögel beobachten oder einfach nur den Blick frei schweifen lassen. Manche machten daraus einen Sport – noch so eine englische Erfindung – und veranstalteten Wettbewerbe im Weit- und Schnellwandern.

Doch das wichtigste Motiv war für die allermeisten der sehnliche Wunsch, endlich einmal allein zu sein. In den Städten und zu Hause war es eng. Stets waren Menschen um einen herum: Familienmitglieder, Hausangestellte, Nachbarn, Freunde, Kollegen. Durch Konventionen war man fest an sie gebunden. Doch wenn man hinaus in die Natur zog, konnte man die Blicke und das Gerede der anderen hinter sich lassen, aufatmen, die Welt und sich selbst neu erfahren, auf andere Gedanken kommen. Das war jetzt so einfach und günstig. Man brauchte nur die Tür aufzumachen und loszugehen. Alles, was man benötigte, waren wetterfeste Kleidung, gutes Schuhwerk und – das durfte nicht fehlen – ein gutes Buch, zum Beispiel ein Gedichtband von William Wordsworth, dem Mitbegründer der romantisch-englischen Wanderlust.

Das neue Glück der «grünen Einzelgänger» hat Robert Louis Stevenson, der nicht nur ein begnadeter Geschichtenerzähler, sondern auch ein leidenschaftlicher Wanderer war, so beschrieben:

Um wirklich genossen zu werden, muss eine Wanderung allein unternommen werden. Wenn man mit anderen geht, und selbst nur zu zweit, ist es keine Wanderung, die des Namens wert wäre. Es ist eher so etwas wie ein Picknick. Man sollte allein auf eine Wanderung gehen, denn ihr eigentliches Wesen ist Freiheit. Denn man sollte in der Lage sein, anzuhalten und weiterzugehen, diesem Weg zu folgen oder jenem, ganz wie es einem selbst gefällt, und dies in der eigenen Geschwindigkeit. Und dann muss man offen sein für all die Eindrücke und die eigenen Gedanken von dem einfärben lassen, was man selbst sieht.

Wem das zu radikal war, nahm sich einen Hund mit. Auch das Hunde-Ausführen wurde im England des 19. Jahrhunderts zu einer verbreiteten Sitte, ja, es war für viele die einzige Möglichkeit, regelmäßig draußen für sich zu sein, ohne Anstoß oder Verdacht zu erregen.

Allein oder mit einem Hund in der Natur zu sein, war allerdings ein Privileg für Männer der höheren Schichten. Arme Männer, die sich ohne guten Grund im Freien bewegten, fielen unter den Vagrancy Act von 1824, der Landstreicherei unter Strafe stellte. Den wenigsten von ihnen jedoch dürfte überhaupt der Sinn danach gestanden haben. Landarbeiter, Handwerker oder einfache Kaufleute mussten ohnehin jeden Morgen und Abend zu Fuß weite Wege zu ihrer Arbeit zurücklegen, wo sie einen Zehn- bis Zwölfstundentag durchzustehen hatten. In ihrer arg begrenzten freien Zeit werden die wenigsten von ihnen das Bedürfnis verspürt haben, ausgerechnet zu wandern.

Von den neuartigen Freuden des Alleinseins waren zudem Frauen aller Schichten ausgeschlossen. Die Ärmeren von ihnen hätten durch einen längeren unbegleiteten Aufenthalt im Freien, auf städtischen Plätzen oder Landstraßen, den Verdacht erweckt, Prostituierte zu sein. Für die Wohlhabenderen gab es schlicht keine öffentlichen Orte, an denen sie sich allein aufhalten konnten. An ein selbständiges Wandern durch offene Landschaften war gar nicht zu denken.

So blieb es ein Glück lediglich für besser gestellte Männer, durch die Umgebung ihrer Stadt zu streifen oder im Lake District, im schottischen Hochland oder in den Bergen von Wales zu wandern. Ihnen standen alle Wege offen. Das sollte sich erst ändern, als das Auto die Landstraße eroberte. 1896 wurde in England der erste Fußgänger totgefahren.

Eine winzige Minderheit, an deren Erlebnissen die breite Öffentlichkeit intensiv Anteil nahm, wagte sich viel weiter hinaus in die Alpen. Für die Einheimischen in Österreich oder der Schweiz müssen diese Engländer einen befremdlichen Anblick geboten haben mit ihrer eigentümlichen Kleidung, diesen erstaunlichen Wanderschuhen an den Füßen und den dicken Reiseführern in der Hand, mit ihrer völlig unverständlichen Lust, die damals noch unerschlossenen Berge zu erklimmen. Aber sie werden dabei ein einzigartiges Glück genossen haben. Einem von ihnen, Frederick William Robertson, widerfuhr dabei sogar eine Art Offenbarung, die seinem Leben eine neue Richtung geben sollte. Von ihm stammen besonders eindrucksvolle Schilderungen des frühen englischen Individual-Alpinismus, die er seinen Freunden und Verwandten in der Heimat in Briefen mitteilte.

Im Herbst 1846 war Frederick William Robertson mit dreißig Jahren in eine Lebenskrise gestürzt. Er stammte aus einer begüterten Familie, wäre fast wie sein Vater zum Militär gegangen, hatte sich dann aber doch für das Studium der Theologie entschieden. Schon in seiner ersten Gemeinde fiel sein außergewöhnliches Predigttalent auf. Aber als grüblerischer Einzelgänger mochte er sich keiner der damaligen kirchlichen Parteien anschließen und erfuhr folglich von allen Seiten Anfeindungen – vor allem wegen seiner freien Denkweise und seines Einsatzes für die notleidenden Arbeiter. Überarbeitet, zermürbt, von Schlaflosigkeit und einer unerklärlichen Nervenkrankheit mit heftigsten Kopfschmerzattacken gequält, dazu noch einsam in einer unglücklichen Ehe, ließ er plötzlich alles stehen und brach zu einer Wanderung in die Alpen auf. Erst sechs Monate später sollte er zu seiner Familie und Gemeinde zurückkehren. Seine Reise war vieles zugleich: ein Erholungsurlaub, eine seelische Kur, eine Rebellion, eine touristische Entdeckung, eine sportliche Leistung und ein spiritueller Weg.

Als ich in Innsbruck angekommen war, wanderte ich allein den wilden, tobenden Fluss entlang. Mächtige Schatten glitten langsam und schweigend, wie Riesengespenster, quer durch das Tal, als die Sonne hinter die Berge sank. Die dunklen Berglinien verschwammen allmählich mit dem Horizont, und der Himmel wurde auch so schwarz wie sie. Und ich blieb allein in all der Größe und Dunkelheit. Ich fühlte mächtig das schnelle Verrauschen der Zeit, das alles mit sich reißt in die Unendlichkeit. Und was wir sind, ist ein ohnmächtiges Nichts, aber mit Fähigkeiten der Qual und des Denkens ausgestattet, wie sie nur Unsterblichen eigen ist! Ich schlenderte dann später gemächlich nach Innsbruck zurück, hörte wieder das Gesumme des Lebens, sah erleuchtete Fenster, vernahm den Klang der Kirchenglocken und begegnete der Menge, die aus der Vesper strömte. Alles erschien mir traumhaft.

In der Stille und Größe der Bergwelt fand Robertson seine zerrissenen Empfindungen widergespiegelt. Es war ihm, als würde die Natur dasjenige aussprechen, wofür ihm selbst die Worte fehlten. Zugleich stellte sie ihm etwas unendlich Großes und machtvoll Unerklärliches gegenüber, das ihm Entlastung verschaffte, ihm endlich zu einem Abstand von sich selbst verhalf, ihn aber auch erschütterte: «Die Größe der Umgebung drückt mich nieder, und ihre sanfte Schönheit lässt mein Herz schlagen in einem unbeschreiblichen Gefühl des Elends.»

Von Innsbruck aus wanderte Robertson durch Tirol, Richtung Venedig, und kam nach Cortina.

Der Ampezzo-Pass ist merkwürdig wild, grandios durch Gestalt und Höhe der Berge. Spitz, zackig, zerklüftet nach allen Seiten. Nach den etwas langweiligen, einförmigen Strecken, die ich durchwandert hatte, rief dieser plötzlich veränderte Anblick neue Empfindungen auf; das Blut strömte mir heftig pulsierend zum Herzen und schoss dann nach allen Richtungen, ohne zu wissen wohin. Unterwegs begann es zu regnen, ein durchnässender Schauer, zwei Stunden lang! Es tat aber kaum der Schönheit der Gegend Abbruch. Sonnenblicke entschleierten dann und wann vom Regen umhüllte Spitzen, die Wolken jagten zu Massen geballt um die Gipfel, bald sich senkend, bald sich zerteilend, der wunderbarste Anblick.

So ganz allein war Robertson allerdings doch nicht. Er hatte einen Führer dabei, der ihn sicher durch die damals noch wilden Alpen führte. Die Nächte verbrachten sie in Berghütten, oft schliefen und aßen sie dort gemeinsam mit Hirten: «Mein Führer speiste mit mir von einem Hirtengericht, dessen Bestandteile ich nicht erraten kann und nicht erfragen mag.» Doch entscheidend war für ihn, dass er sein Erleben mit niemanden teilen musste.

Ich kann Dir nicht sagen, wie sehr die Neigung zum Alleinsein bei mir zugenommen hat. Ich kann diese Berge mit ihren düsteren Nadelwäldern, wilden Ausblicken und ihrem Tosen nur genießen, wenn ich allein bin. Da liegen in einer langen Reihe verfallende, zerbröckelnde Felsen und Klippen. Ausgewurzelte Bäume kopfüber hochgeschleudert, ihrer Rinde und Zweige beraubt, ihre schwarzen Stümpfe nur wie Punkte auf den Bergen hoch droben, wo sie gestanden, ehe die Lawine oder der Sturm sie erfasst hatte. Wilde Vögel, die kreischend ausschwärmen, wenn man im Vorübergehen bei ihrem Gastmahl, einem toten Pferd vielleicht, aufstört. Die Wolken segeln feierlich dahin in langen weißen Zügen oder winden sich gleich lebenden Gewändern um die Klippen. Überall Großartigkeit und Wunder, aber ihr Zauber scheint gebrochen, sobald menschliche Wesen zugegen sind.

Den Höhepunkt seiner alpinen Pilgerschaft erlebte Robertson bei einer Etappe, die er tatsächlich ganz allein unternahm.

Ich war allein in einem entlegenen Alpental, ohne Führer, und ein Gewitter im Anzug. Ich möchte erklären können, wie alles zusammenkam, um alle Gefühle wachzurufen und in eins zu verschmelzen: das langsame, wilde Heranziehen des Nebelgekräusels an die Bergspitzen hin, ihre Gipfel verhüllend und ihnen scheinbar ihre Beweglichkeit leihend, bis jeder dunkle Bergriese geheimnisvoll lebendig wurde; das adlergleiche Herabstürzen des Lämmergeiers; das Aufsteigen eines Schwarms Bergkrähen, die ich bei einem Aas, an dem sie sich gütlich tun wollten, überrascht hatte – mit ihren roten Schnäbeln und Beinen und ihrem wilden, schrillen Geschrei, mit dem sie die Einsamkeit und Stille erschreckten, bis zuletzt das blaue Wetterleuchten herniederströmte und der zerschmetternde Donner rollte, als sollten die Berge vergehen. Da kamen Gefühle, die der Mensch in ihrer ganzen Stärke nur einmal im Leben empfinden kann – ein Gemisch von Schreck, Triumph, Trotz, Wut, Stolz, Entzücken, Verachtung, Schmerz, Demut und Ruhe; als ob all der Kampf und das Wüten der Elemente nur die Unruhe der Menschenbrust austobte; so, dass in solchen Szenen ein Gefühl der Erleichterung liegt und man versucht ist auszurufen: ‹da! da!› – all das wogte in meinem Herzen und macht sie jetzt zum ersten Male Luft!

Was Robertson 1846 in der Einsamkeit der Alpen erlebt hat, ist nicht leicht zu deuten. Es war eine Grenzerfahrung, die sich kaum in Worte fassen lässt, ein unverstellter Blick in die Tiefe der Welt und darin so etwas wie eine dunkle Offenbarung. Oder wie er selbst in einer späten Predigt sagen sollte: «Die wahrhaft mutige Seele des Glaubens wagt es, in die furchtbare Finsternis zu schauen und dabei Gott zu erfahren.» Robertson muss diese abgründige Gotteserfahrung bei aller Schrecklichkeit auch als etwas Befreiendes und Heilsames genossen haben.

Wenig später machte sich Robertson auf den Heimweg. In England kehrte er zu seiner Familie zurück – wie seine Frau das alles gefunden haben mag? –, wechselte auf eine andere Pfarrstelle und fand in der deutlich älteren Lady Byron, der Witwe des englischen Skandalklassikers Lord Byron, endlich eine Seelenfreundin. Doch seine Nervenkrankheit blieb. Sie ließ sich nicht genauer bestimmen, behandeln oder gar heilen. 1853 starb «der christliche Byron», wie man ihn nannte, mit nur siebenunddreißig Jahren – sieben Jahre nach seiner einsamen Alpenwanderung.

In einem Lied verloren: Fado

Mit Musik kann man Einsamkeit nicht nur vertreiben. In Klängen, Rhythmen, Melodien und Versen kann man sie auch ausloten und vertiefen, sie in einen Hallraum stellen und ihr eine Gestalt verleihen – ein Kunstwerk aus ihr machen, das so schön ist, dass man sie in langen Zügen auskosten möchte.

Die erste und immer noch eindrucksvollste Einsamkeitsmusik entstand vor ungefähr zweihundert Jahren in Lissabon – genauer gesagt in der Mouraria und Alfama, zwei Arme-Leute-Vierteln in der Nähe des Hafens. Ihre Namen verweisen auf das untergegangene maurische Erbe. In ihren engen und steilen Gassen konnte man vor allem nachts nicht sicher sein. Seeleute lebten hier, die während ihrer Fahrten heimatlos geworden waren, Männer, die in den Kolonien gearbeitet, aber weder dort noch hier ein Zuhause gefunden hatten, unbehauste Menschen. Die Männer waren zumeist Gauner, Trinker oder Schläger, die Frauen sehr oft Prostituierte, allesamt waren sie vom Schicksal geschlagen. Eine Aussicht darauf, dass sich ihre Lage je bessern würde, durfte niemand von ihnen hegen. Deshalb nannte sich die tonangebende Gruppe von ihnen «Fadistas» – Leute, die unter einem «Fatum» leben, deren Lebensgefühl daher der Fatalismus war: Alles ist Verhängnis, Hoffnung gibt es nicht, aushalten ist alles und das Beste daraus machen. Anfangs scheinen die Fadistas gewöhnliche Kriminelle gewesen zu sein. Dann entwickelten sie einen eigentümlichen Lebensstil, der aus langen Tagen in Cafés bestand und rauschhaften Nächten in Spelunken, mit viel Alkohol und unbürgerlicher Liebe. Aus den Gangstern wurden Bohemiens der Unterschicht mit eigenem Slang und eigener Mode. Dazu gehörte ein spezieller Musikstil: der Fado.

Fados waren ursprünglich Lieder für ein Volk, das im Elend lebte und mit Hilfe oder Fortschritt nicht zu rechnen hatte. Mit ihnen ließ sich die Not nicht wenden, aber ausdrücken, ausleben, ausatmen. Im Gesang wurde das Unglück zu einer Volkskunst, die die Kraft besaß, die schäbige eigene Existenz zu verklären und die armselige Heimat in eine magische Aura zu hüllen. Der Fado wirkte wie ein Zauberstab, der die Mouraria und die Alfama in ein lockendes Geheimnis verwandelte. Diese Stadtteile wurden selbst zu Liedern, überall und zu jeder Zeit gespielt und gesungen von jedermann und jederfrau: in Häusern, Cafés, Kneipen, Bordellen, Gärten, auf Straßen und Plätzen, bei Stierkämpfen und anderen Festen.

Wann der erste Fado gesungen wurde, lässt sich nicht mehr feststellen. Es gibt viele Theorien. Einige gehen bis zu maurischen Wurzeln zurück oder zu mittelalterlichen Traditionen lusitanischer Dichtung und Musik. Andere schauen auf die weiten Meere, die die portugiesischen Händler und Eroberer befuhren, erklären den Fado aus den Rhythmen der Wellen oder der Einsamkeit der Seeleute bei Windstille. Sicherer ist, dass es Einflüsse aus Brasilien und Afrika gab. 1761 wurden Sklaven befreit, die aus Afrika oder aus Brasilien stammten. Nicht wenige ließen sich in der Mouraria nieder, wo sie bald wegen ihrer aufregenden, anstößigen Tänze bekannt wurden. Sie sollen sich irgendwann mit den Fadistas vermischt haben, so dass sich ihre Stimmen zu einem neuen Typ von Lied verbanden.

Darin sangen sie von dem, was ihr Leben im Kern bestimmte: starke Gefühle des Verlusts und der Vergeblichkeit, unglückliche

Liebe und heiße Eifersucht. Vieles mag da hineingespielt haben: die blanke Armut, die Abgeschiedenheit am äußersten Rand Europas, das Verblassen einer ruhmreichen Vergangenheit als große Seefahrernation, die Ortlosigkeit der Kolonialisten. Dass auch das Urtrauma Lissabons – das epochale Erdbeben von 1755 und der radikale Neubau unter Marquês de Pombal – ein fernes Echo in den ersten Fados fand, wäre eine interessante Spekulation. Doch die Fados richten sich bewusst nicht auf ein konkretes Ereignis oder ein einzelnes Problem. Sie bleiben offen und in der Schwebe, um so möglichst vielen Menschen die Gelegenheit zu geben, ihr Lebensgefühl in sie hineinzulegen und aus ihnen herauszuhören.

Für das grundlegende und alles bestimmende Lebensgefühl der Fadistas gibt es ein eigenes portugiesisches Wort, das sich bisher erfolgreich gegen die Übersetzung in andere Sprachen wehren konnte: *saudade*. Ob es mit *solidão*, also «Einsamkeit», zusammenhängt oder gar mit *sáude*, also «Gesundheit»? Wichtiger als solche etymologischen Spielereien ist das, was dieses Wort ausdrückt, worauf es zielt. Dies ist ein intensives Sehnen, leidenschaftliches Sich-Ausstrecken, ein Schmerz, der nie gestillt werden kann und auf geheimnisvolle Weise mit einer Art von Lust verbunden ist – ähnlich wie die deutschen, ebenfalls unübersetzbaren Wörter «Heimweh» und «Weltschmerz»: Etwas Unersetzliches wurde verloren, vielleicht sogar nie besessen, aber im Leiden daran ist es paradoxerweise so gegenwärtig, dass niemand es einem nehmen kann. Zudem ist die *saudade* von einer solchen Weite, dass sie alles Einzelne zu überschreiten und in eine Unendlichkeit der Einsamkeit auszugreifen scheint.

Natürlich kann man es mit der *saudade* auch übertreiben. Es ist eine nur schmale Grenze zu einem melancholischen Posieren, zu einer um des Effektes willen ausgestellten Wehleidigkeit, die es sich im Unglück bequem macht, weil sie zu faul ist, an den Verhältnissen etwas zu verändern. So fragt man sich, ob es sinnvoll ist, dass der 30. Januar in Brasilien ganz offiziell als «Tag der *saudade*» begangen wird. Doch gegen den Vorwurf des Leidenskitsches, der schon früh von Intellektuellen und Gebildeten in Portugal vorgebracht wurde, hilft die Erinnerung an die Anfänge des Fado. In der Art, wie er den Stolz, die Würde und die Schönheit der Armen feiert, die ihr Schicksal selbst eben nicht wenden können, sondern ertragen müssen, daraus aber eine eigene Kunstform werden lassen, ist er am ehesten dem Blues zu vergleichen. Vielleicht ist *blues* überhaupt die beste Übersetzung von *saudade*. Dabei ist jedoch der Fado als erste städtische Volksmusik der Moderne deutlich älter als der Blues der US-amerikanischen Südstaaten oder der Tango aus Buenos Aires.

Geschlagene Seelen, verlorene Nächte,
seltsame Schatten in der Mouraria,
eine Hure singt, Gitarren weinen,
Asche und Feuer, Schmerz und Sünde,
all das ist traurig, all das ist Fado.

Im Mittelpunkt des klassischen Fado steht fast immer eine weibliche Solostimme. Mit einem scheinbar unerschöpflichen Atem zieht sie lange Bögen, wie weite Meereswogen, lässt die Stimme flattern wie im Wind, drängt sich dramatisch zusammen zu einem Seufzer, der kein Ende nehmen will, bis er doch abbricht. Es ist ein virtuoses Klagen, ein hochartifizielles Weinen, in dem Schmerz und Lust miteinander verschmelzen.

O gosto de ser triste! – Dieser Genuss, traurig zu sein!

Einen schönen Kontrast zum bedeutungsschweren Gesang bildet das leichte, hüpfende Spiel der begleitenden Instrumentalisten mit ihrem fast nervösen Rhythmus. Der eine der beiden Männer spielt die *guitarra portuguesa*, wie ein Pfirsich geformt und mit zwölf Saiten, einer Zither ähnlich. Der zweite spielt die *viola*, eine spanische Gitarre. Im frühen Fado haben die Frauen nicht nur gesungen, sondern sich auch selbst musikalisch begleitet. Daraus entwickelte sich ein Dialog zwischen weiblicher Stimme und von Männern gespielten Instrumenten. Ursprünglich hatten die Sängerinnen auch getanzt, doch das hörte bald auf, weil der Fado eine textliche und musikalische Intensität entwickelte, in der man zuhörend versinken wollte.

Der Anfang des Fado ist untrennbar verknüpft mit einer einzelnen Frau. Dass man von ihr fast nichts weiß, widerspricht dem nicht – im Gegenteil, so konnte sie zu einer Ikone dieser Musik werden. Die einzigen authentischen Quellen, die es über Maria Severa gibt, sind die amtlichen Dokumente zu ihrer Geburt im Jahr 1820 und ihrem frühen Tod 1846. Sie soll die Tochter eines Kneipenwirts namens Severo Manuel de Sousa und seiner Frau Ana Gertrudes gewesen sein. Der Name und Ort ihres Lokals lassen sich nicht mehr ermitteln. Bezeugt ist aber, dass Maria Severa in der Mouraria lebte. Hier wurde die schöne junge Frau zu einer stadtweiten Bekanntheit, weil sie in den Tavernen so schön zur *guitarra* Fados sang – und nebenher der Prostitution nachging.

Ein zeitgenössischer Dichter, der sie kannte, bezeichnete «das arme Mädchen» als «eine sehr interessante Fado-Sängerin, wie die Mouraria sie nie wieder haben wird. Eine zweite, ebenso stolze und ungestüme Severa, so großzügig wie bereit, jeden zu ohrfeigen, der sie misshandeln wollte, wird nicht leicht zu finden sein. Voller Zuneigung für die, die sie liebte, war sie mutig genug, ihren Feinden rüde entgegenzutreten.» Ein anderer Schriftsteller, der sie nur einmal gesehen hatte, fügte hinzu, sie sei ein «schlankes Mädchen» gewesen «mit Feuer in den Augen, einer stöhnenden und lauten Stimme, aber trotz dieser offensichtlichen Verführungen, mit unhöflichen und spontanen Manieren». Jeder, der mit ihr sprach, sei gut beraten gewesen, genügend Abstand zu halten, falls ihre Laune sich plötzlich ändern sollte.

Eines Nachts begegnete sie einem Mann aus einer ganz anderen Welt: Francisco de Paula de Portugal e Castro, Graf von Vimioso. Er war nicht nur vornehm, sondern auch ein ruhmreicher Stierkämpfer. Nach einem großen Sieg soll er Maria in der Taverne ihrer Mutter gesehen und gehört haben. Eine leidenschaftliche Liebe erfasste die beiden, aber glücklich konnte diese nicht werden, denn an eine dauerhafte Beziehung, gar an eine Ehe war nicht zu denken. Bald trennte sich der Graf von der Fadista. Maria Severa blieb allein zurück. Wenig später starb sie mit nur sechsundzwanzig Jahren. Zur Todesursache gibt es verschiedene Behauptungen: Tuberkulose, Schlaganfall oder Suizid. Ohne die Sakramente der katholischen Kirche und ohne Sarg wurde sie in einem Massengrab auf dem Lissaboner Friedhof Alto de São João bestattet.

Maria Severa war der erste Star und die allerdings nicht eben heiligmäßige Märtyrerin des Fado. Um die Erinnerung an sie zu feiern und lebendig zu erhalten, wurden später Theaterstücke, Musicals und Kinofilme geschaffen, aber auch Lieder wie dieses: Der «Fado da Severa» wurde von einem Sousa do Casacão schon 1867 in einer Liedersammlung veröffentlicht:

Chorai fadistas, chorai,	Weint, Fadistas, klagt,
Que uma fadista morreu.	Denn eine Fado-Sängerin ist gestorben.
Hoje mesmo faz um ano	Heute genau ein Jahr ist es her,
Que a Severa faleceu.	Dass Severa gestorben ist.
Chorai, fadistas, chorai,	Weint, Fadistas, klagt,
Que a Severa já morreu:	Dass Severa schon tot ist:
E fadista como ela	Denn eine Fado-Sängerin wie sie
Nunca no mundo apar'ceu.	Wird es auf der Welt nicht mehr geben.
Chorai, fadistas, chorai,	Weint, Fadistas, klagt,
Que a Severa se finou.	Dass es mit Severa zu Ende ist.
O gosto que tinha o Fado,	Der Genuss, den der Fado schenkt,
Tudo com ela acabou.	Alles ist mit ihr zu Ende gegangen.

Der letzte Vers hat sich zum Glück als liebevolle Lüge erwiesen. Denn die legendäre Wegbereiterin des Fado hat große Nachfolgerinnen gefunden. Ähnlich wie beim Gospel waren es bedeutende Sängerinnen, die mit ihren Interpretationen die von Männern gedichteten und komponierten Lieder fortentwickelten, etwa Hermínia Silva, Amália Rodrigues, Cesária Évora oder Mísia. Um ihr ihre Reverenz zu erweisen, treten die meisten Fado-Sängerinnen heute noch mit dem liebsten Accessoire von Maria Severa auf: einem schwarzen Seidenschal.

Entstanden in den Armenvierteln Lissabons, fand der Fado Ende des 19. Jahrhunderts Einzug in die Theater der Mittelschicht. Um ihn herum entwickelte sich ein modernes Musikgeschäft mit eigenen Zeitschriften, Schallplatten, Radiosendungen und speziellen Auftrittsorten. Er wurde professionalisiert und diszipliniert. Mit dem Militärputsch von 1926 wurde er staatlicher Kontrolle unterstellt. In der elend langen, katholisch-faschistoiden Salazar-Diktatur versuchte man, ihn nationalistisch zu vereinnahmen, wobei seine afrikanisch-brasilianischen Anteile geflissentlich überspielt wurden. War der Fado nun ein rebellisches oder reaktionäres Genre? Diese Frage stellte sich nach der Nelken-Revolution von 1976. Doch noch folgenreicher war der beginnende Massentourismus. Plötzlich konnte man mit Fados gutes Geld verdienen, was zu den üblichen Folgeschäden der Verkitschung und Verramschung führte. Doch im Novo Fado fand die alte Volksmusik Portugals zu neuen künstlerischen Blüten.

Dass eine Gesellschaft auf den Grundton der Traurigkeit gestimmt sein kann, passt offenkundig gar nicht zu der gegenwärtig dominanten Glücksideologie. Darin liegt die besondere Menschlichkeit des Fado, dass er der mächtigen Täuschung entgegentritt, wonach Probleme nur Herausforderungen sind, alles immer besser werden kann – ja muss, wenn man sich nur von positiven Gedanken und Gefühlen leiten lässt. Viele Menschen, die arm und einsam sind, die Verluste erlitten haben, die sich nicht ersetzen lassen, die Schicksalsschläge erlitten haben, in deren Folgen sie sich schlicht ergeben müssen, bekommen im Fado einen Ort, an dem ihre bitteren Erfahrungen aufgehoben und anerkannt sind und zum Klingen kommen. Der Fado ist der Beweis für das Recht und die Kraft vermeintlich negativer Gedanken und Gefühle.

Zu Hause: Emily Dickinson

Emily Dickinson (1830 bis 1886) war eine Ikone der Einsamkeit. In ihrer literarischen Bedeutung ist sie am besten mit Franz Kafka zu vergleichen: eine irgendwie tragisch erscheinende Person, die außergewöhnliche Texte schrieb, die ein neues Zeitalter eröffneten, eine geheimnisvolle Prophetin der Moderne. Sie stammte aus behüteten und gebildeten Verhältnissen. In dem Städtchen Amherst, im US-amerikanischen Bundesstaat Massachusetts, war ihre Familie sehr anerkannt. Sie führte ein bescheidenes Leben, aus puritanischer Überzeugung und weil sie nicht vermögend war. Dennoch erhielt Emily eine überdurchschnittlich gute Ausbildung. Anders als es der Sitte entsprochen hätte, heiratete sie nicht – ebenso wenig wie ihre Schwester Lavinia. Sie hatte auch kaum Freunde, und mit den wenigen, die sie hatte, verkehrte sie fast ausschließlich brieflich. Je älter sie wurde, desto seltener verließ sie das Haus. Später begrüßte sie Gäste, die zu Besuch kamen, nicht mehr, sprach höchstens aus dem Nebenraum und hinter einer Tür verborgen zu ihnen, oder sie entschwand gleich durch den Hintereingang. Manchmal hinterließ sie ihnen als Gruß eine Blume oder ein Gedicht. Da Dickinson irgendwann nur noch weiße Kleider trug, wird sie auf ihre Nachbarn wie ein Gespenst gewirkt haben. Aber ihr Bruder Austin, der mit seiner Familie im Nebenhaus lebte, versuchte nicht, das exzentrische Verhalten seiner Schwester zu ändern, sondern schützte ihre Privatheit.

Allein schon dadurch, dass sie als junge Frau beschloss, den Kirchgang einzustellen – sie mochte das orthodoxe Gerede der Pastoren nicht mehr anhören, sondern widmete sich lieber den eigenen religiösen Gefühlen und Gedanken –, zeigte sie, wie wenig sie sich um

Konventionen scherte. Ihre viele freie Zeit nutzte sie, um im Verborgenen ein immenses lyrisches Werk zu schaffen. Sie schrieb über 1800 Gedichte, für die es keine Vorbilder gab, einzigartig, sperrig und vollkommen. Es bleibt ein Rätsel, warum sie die allermeisten für sich behielt. Nur zehn ihrer Gedichte, also 0,5 Prozent, veröffentlichte sie zu Lebzeiten. Nicht einmal ihre engsten Freunde und Verwandten ließ sie hören oder lesen, was sie da schrieb. All die Jahre schuf sie ihre Kunst nur für sich allein. Erst nach ihrem Tod – sie starb mit fünfundfünfzig Jahren wahrscheinlich an einem Nierenleiden – erfuhr die Welt davon. Lavinia hatte ihrer Schwester versprechen müssen, ihre Papiere zu verbrennen, doch als sie die vielen fein vollgeschriebenen Hefte und Notizen entdeckte, entschied sie sich anders. Gemeinsam mit einem Freund stellte Mabel Loomis Todd, die Geliebte des Bruders, diese Wunderwerke der erstaunten Öffentlichkeit vor.

Die neuere Forschung hat gezeigt, dass Emily Dickinson möglicherweise gar nicht so einsam war, wie es lange schien. Man weiß von einem Hund Caro, der sechzehn Jahre ihr geliebter Begleiter war. Es ist bezeugt, dass sie sich sehr gut mit Kindern verstand. Auch hatte sie innige Brieffreundschaften mit Männern. Vor allem aber muss sie eine intime Beziehung zu Susan, der unglücklichen Ehefrau ihres Bruders im Nachbarhaus gepflegt haben. Über einhundert Jahre nach ihrem Tod hat eine amerikanische Literaturwissenschaftlerin mit detektivischen Mitteln den Beweis zu führen versucht, dass Emily und Susan über Jahrzehnte hinweg ein – vielleicht sogar glückliches – lesbisches Liebespaar gewesen seien. Sie konnte nachweisen, dass die erste Herausgeberin, eben die Geliebte des Bruders, mehrfach den Name «Susan» nachträglich aus Dickinsons Papieren entfernt hat. So sind die Widmungen von über zehn Gedichten und viele Briefe nachträglich zensiert worden, allerdings nicht sehr gründlich. In einem Brief aus dem Jahr 1855 heißt es:

Ich liebe dich so zärtlich, Susie, als wie am ersten Tag, als unsere Liebe begann, auf der Stufe der Haustür, und es bricht mir manchmal das Herz, wenn ich nichts von dir höre. Ich habe dir vor einigen Tagen geschrieben. – Ich will nicht sagen, vor einigen Wochen, weil es sonst noch trauriger wirkt und ich dann nicht weiterschreiben kann – aber Susie, es treibt mich um. Ich vermisse dich, ich trauere um dich und gehe allein durch die Straßen – oft in der Nacht, oder ich schlafe unter Tränen ein, voller Sehnsucht nach deinem lieben Gesicht, aber kein Wort von dir kommt zurück zu mir.

Oder drei Jahre zuvor:

O Susie, ich würde mich so gern an dein warmes Herz anschmiegen, und nie wieder hören, wie der Wind bläst oder Sturm um sich schlägt. Ist da noch ein Raum bei dir für mich, oder muss ich weiterwandern – heimatlos und allein? Ich danke dir dafür, dass du, Liebling, mich liebst.

Oder im selben Jahr:

Susie, wirst du wirklich am nächsten Samstag nach Hause kommen und wieder mein sein und mich küssen? Ich hoffe so sehr darauf und bin so gespannt auf dich, ich kann nicht warten, ich muss dich wiederhaben – in der Erwartung, dein Gesicht wiederzusehen, fühle ich mich heiß und fiebrig, mein Herz schlägt so schnell …

Andere Gelehrte haben eingewandt, dass man ein heutiges Verständnis von einer homosexuellen Beziehung nicht um einhundert Jahre zurückprojizieren könne und dass damals viele Frauen mit solch glühenden Worten ihre Freundschaft bekundet hätten. Immerhin hilft die Vorstellung, dass Dickinson eine Lebensliebe gehabt haben könnte, das Klischee von der ach so tragischen Dichterin in Frage zu stellen. Auf jeden Fall wird Emily Dickinson nicht eine Sekunde lang daran gedacht oder es gar gewünscht haben, dass spätere Generationen von Lyriklesern und Literaturwissenschaftlerinnen sich über ihre Lebensweise den Kopf zerbrechen. Eine Projektionsfläche für ungezählte Menschen, von denen sie keinen einzigen in ihre Nähe gelassen hätte, wollte sie bestimmt nicht werden. Wenn die unergründliche Emily Dickinson eines lehrt, dann wohl dieses: Es ist ein Zeichen des Respekts, der Einsamkeit anderer Menschen nicht hinterherzuschnüffeln und stattdessen zu akzeptieren, wenn diese darüber keine Auskunft geben. Dickinson hat ja genügend – schöne und schwierige – Gedichte hinterlassen, denen man lange genug nachsinnen kann.

Es wäre einsamer
Ohne die Einsamkeit –
Ich bin so an mein Schicksal gewöhnt –
Vielleicht das Andere – Frieden –

Würde das Dunkel aufbrechen –
Und den kleinen Raum bevölkern –
Zu knapp, in Ellen gemessen – um zu umfassen
Das Sakrament – Seins –

Ich bin nicht an Hoffnung gewöhnt –
Sie käme als Eindringling –
Ihr süßer Aufmarsch – würden den Ort entweihen –
Der dem Leiden bestimmt ist –

Es wäre leichter
Zu scheitern – mit Land in Sicht –
Als zu erlangen – meine blaue Halbinsel –
Zu vergehen – vor Entzücken

Im Urwald: Horacio Quiroga

Die Literatur Lateinamerikas ist wesentlich von einem Thema bestimmt: allein und isoliert zu sein. Es ist kein Zufall, dass der berühmteste südamerikanische Roman den Titel *Hundert Jahre Einsamkeit* trägt. Dabei scheint der Autor Gabriel García Márquez ein recht geselliges Leben geführt zu haben. Unendlich viel einsamer war Horacio Quiroga (1878 bis 1937), einer der Begründer der Literatur Lateinamerikas. Auch wenn ihn heute kaum jemand mehr kennt, war er doch ein Miterfinder der modernen Kurzgeschichte und mit seinem ausgeprägten Sinn für Horror ein Seelenverwandter von Edgar Allen Poe. Vor allem aber hat Quiroga wie kein anderer eine besondere Gestalt der Einsamkeit selbst erlebt und beschrieben: das Alleinsein im tropischen Urwald.

Wer sich mit Quiroga beschäftigt, erkennt schnell, wie naiv, oberflächlich oder gar verlogen all die Autoren sind, die eine Sehnsucht nach dem wahren Leben in der Natur wecken und bedienen. Der berühmteste und einflussreichste dieser Verführer war Henry David

Thoreau (1817 bis 1862). Mit achtundzwanzig Jahren begann er im März 1845, sich in einem Waldstück von Massachusetts eine Waldhütte zu bauen, die er am 4. Juli – dem US-amerikanischen Unabhängigkeitstag – bezog, um hier die nächsten zwei Jahre, zwei Monate und zwei Tage als einsamer Siedler zu verbringen: «Ich zog in den Wald, weil mir daran lag, bewusst zu leben, es nur mit den wesentlichen Tatsachen des Daseins zu tun zu haben.» Er machte das Land urbar, pflanzte Gemüse an, genoss vor allem die innige Gemeinschaft mit Bäumen und Tieren. Vor allem jedoch arbeitete er an einem Buch über sein exzentrisches Wohnprojekt. Sein Traktat *Walden oder Leben in den Wäldern* erschien 1854 und wurde ein Welterfolg. Bis heute fasziniert das Buch moderne Großstadtmenschen und lockt sie hinaus ins vermeintlich Freie. In Deutschland gibt es sogar eine Zeitschrift namens *Walden* zu kaufen, ein Lifestyle-Magazin für Männer, die mal an die frische Luft müssen. Den meisten seiner Verehrer blieb aber verborgen, dass Thoreaus Ausstieg keineswegs so radikal war, wie von ihm selbst beschrieben. Er lebte in einem zahmen, von Menschen gemachten Wäldchen unweit der freundlichen Kleinstadt Concord, auf dem Grundstück eines befreundeten Schriftstellers, der ihn mit dem Nötigsten versorgte. Sonntags kam regelmäßig Besuch. Mit den Urwalderfahrungen und -erzählungen von Horacio Quiroga lässt sich das nicht vergleichen.

Quirogas Biographie wirkt wie eine wirre Ansammlung von grauenhaften Kurzgeschichten, als hätte Edgar Allen Poe sie sich ausgedacht. Sie beginnt damit, dass er als zwei Monate alter Säugling auf dem Arm eines Freundes seiner Eltern liegt und sein Vater sich direkt vor ihnen erschießt: ein Jagdunfall. Seine Kindheit in Uruguay ist behütet und privilegiert, doch als er sechzehn Jahre alt ist, widerfährt ihm ein zweites Unglück. Seine Mutter hatte neu geheiratet, Horacio seinen Stiefvater lieben gelernt, da trifft diesen ein Schlaganfall. Halbseitig gelähmt und verstummt will er nicht weiterleben. Er nimmt eine Schrotflinte, steckt sich das Ende des Laufs in den Mund, drückt mit einem gesunden Zeh den Abzug, in diesem Moment betritt Horacio den Raum.

Horacio entwickelte sich zu einer vielseitigen Persönlichkeit. Er wurde einer der ersten Radsportler in Uruguay, ein kundiger Fotograf, ein Dandy und entwickelte literarischen Ehrgeiz. Eine Reise nach Paris sollte ihm die Türen zur europäischen Kulturwelt öffnen und geriet zum Fiasko. Arm, ausgezehrt, bitter und mit einem langen, dichten, schwarzen Bart, den er nicht mehr abnehmen sollte, kehrte er zurück. Kurz nach Erscheinen seines ersten Buches starben zwei seiner Brüder an Typhus. Im selben Jahr führte sein Versuch, einem befreundeten Schriftsteller zu helfen, zur Katastrophe: Dieser wollte sich wegen eines kritischen Artikels mit einem Kritiker duellieren, Quiroga sollte ihm sekundieren. Doch beim Prüfen und Reinigen der Pistole löste sich ihm ein Schuss, versehentlich tötete er den Freund.

Zum Glück bot sich ihm 1903 ein Ausweg. Ein anderer Freund bereitete eine vom argentinischen Erziehungsministerium in Auftrag gegebene Expedition in den wilden Nordosten des Landes vor. In der subtropischen Provinz Misiones, die noch kaum besiedelt war, sollten sie die Ruinen der berühmten Jesuiten-Niederlassungen aus dem 17. Jahrhundert erforschen. Die Siedlungen eines staatsähnlichen Gemeinwesens für indigene Guaraní waren unter Führung der Jesuiten im Zuge ihrer Mission in Südamerika errichtet worden. Quiroga nahm als Fotograf an der Reise in das unberührte Misiones teil. Damit begann für ihn ein neues, aber keineswegs besseres Leben.

Bemerkenswert unpraktisch, aber modebewusst gekleidet, zog Quiroga durch den Urwald: Er hatte als Kopfbedeckung sogar eine

Melone mitgenommen. Auch körperlich war er eigentlich ungeeignet für das Reisen und Arbeiten in der schwülen Hitze: Er litt an Asthma und chronischen Verdauungsstörungen. Auch war sein zuweilen bizarres Verhalten nicht eben gruppentauglich. Dennoch muss er hier so etwas wie eine Bekehrung erlebt haben: Der ehemalige Dandy lernte den Urwald lieben und sollte nicht mehr von ihm loskommen.

Drei Jahre nach der Expedition kaufte Quiroga sich in Misiones ein Stück Land und ließ eine Pflanzung anlegen. 1908 zog er hinauf, um sich dauerhaft anzusiedeln. In der Nähe der Stadt San Ignacio – einer ehemaligen Jesuitensiedlung – baute er sich einen Bungalow. Mit dreißig Jahren heiratete er 1910 die halb so alte Ana María Cires, eine Schülerin aus seinen Literaturseminaren in Buenos Aires. Da er von den Erträgen seiner Yerba-Mate-Pflanzungen nicht leben konnte, nahm Quiroga zusätzlich das Amt eines Friedensrichtes und Standesbeamten an. Er soll es eher schlecht als recht ausgeübt haben: Wichtige Dokumente verwahrte er in einer großen Keksdose. Eine Tochter und ein Sohn – Eglé und Darío – wurden geboren. Die Familie führte ein ungebundenes, hartes Leben. In ihrer Einsamkeit kam es regelmäßig zu cholerischen Ausbrüchen des Familienvaters. Kaum zu ertragen waren für seine Frau auch seine wahnwitzigen Erziehungsmethoden: Um die Kinder an das Leben in der Wildnis zu gewöhnen, setzte er sie nicht nur einmal nachts im Urwald aus, um sie erst am nächsten Tag wieder nach Hause zu holen. 1915 folgte die nächste familiäre Katastrophe. Nach einem gewaltigen Streit griff sich Ana María Cires eine Flasche mit Quecksilber(II)-chlorid, die sie bei seinen Foto-Utensilien gesehen hatte, und nahm mehrere große Schlucke. Es folgte ein qualvoller, acht Tage und Nächte währender Todeskampf, bis sie endlich starb.

Quiroga – schmal, bleich, immer noch mit einem dichten schwarzen Bart – kehrte nach Buenos Aires zurück. Die Kinder ließ er bei der Familie seiner Frau. Zehn Jahre hatte sein erster Aufenthalt in Misiones gedauert. Ein Band mit Kurzgeschichten über diese Zeit machte ihn berühmt, aber nicht zufrieden. Nach einigen Jahren wollte er es erneut versuchen, im geliebten schrecklichen Urwald heimisch zu werden. 1927 heiratete er mit fast fünfzig Jahren wieder eine viel jüngere Frau: die zwanzigjährige Ana María Palacio, eine ehemalige Mitschülerin seiner Tochter Eglé. Mit ihr wurde er 1930 zum dritten Mal Vater. María Elena wurde geboren. Gemeinsam mit Frau und Tochter zog er in den Nordosten. Misiones hatte sich in der Zwischenzeit verändert. Viele «blonde Kolonisten» hatten sich dort angesiedelt: vor allem russland- und brasiliendeutsche Einwanderer, aber auch Schweden und Polen. Verkehrssprache war eine Mischung aus Spanisch und Portugiesisch mit einigen Brocken Guaraní, Deutsch und Polnisch darin. Schneisen wurden in den Wald geschlagen, um Tabak, Yerba-Mate oder Tee anzubauen. Straßen wurden durch die Provinz gezogen, bis hoch zu den weltberühmten Wasserfällen von Iguazú an der brasilianischen Grenze. Doch die Straßen waren nur bei Trockenheit zu benutzen. Regnete es – und es regnet dort viel und heftig – verwandelte sich der rote Lehm in eine glitschige, klebrige Masse.

Zurück in seinem Haus bei San Ignacio, führte Quiroga mit seiner zweiten Familie ein erbärmliches Leben. Sein literarischer Ruhm zählte hier nichts. Die Erträge seiner Pflanzungen reichten kaum zum Überleben. Mit illegalem Schnapsbrennen musste er dazuverdienen. Lange hielt es Ana María hier nicht aus und sie kehrte mit ihrem Kind in die Hauptstadt zurück. Jetzt war Quiroga ganz allein und die Einsamkeit seine einzige Begleiterin. In einem Brief schrieb er: «Mir fehlt es so, so sehr an Zuneigung und Illusionen, dass mir jede, die mich verlässt, reale Teile des Lebens wegnimmt … Ich bin ziemlich stark, und die Liebe zur Natur erhält mich noch mehr; aber ich bin auch sehr sentimental, und ich habe mehr Bedürfnis nach Zuneigung als nach Nahrung.»

Lange hatte er nicht mehr zu leben. Er erkrankte an der Prostata. In der Provinzhauptstadt Posadas konnte man ihm nicht helfen. Krank und elend blieb er in San Ignacio, bis er schließlich doch nach Buenos Aires zurückkehrte. Dort erhielt er Gewissheit, dass auf Heilung nicht zu hoffen war. Er trank Zyanid und starb. – Der Fluch wirkte weiter. Im Jahr darauf, 1938, tötete sich Eglé. 1952 nahm sich Darío und viele Jahre später auch deren Halbschwester María Elena das Leben. Das Haus in San Ignacio wurde von Guaraní auseinandergenommen, die Pflanzungen verfielen. Jahrzehnte später wurde das Haus wiederaufgebaut. Als Museum erinnert es heute an den einzig bedeutenden Schriftsteller, der in Misiones gelebt hat, einen Mitbegründer der lateinamerikanischen Literatur.

Quirogas Erzählungen messen die unerträglichen Spannungen aus, die zwischen der unfassbaren Schönheit des Landes und seiner Menschenfeindlichkeit bestehen. Der Urwald lockt und erschreckt, überwältigt und stößt ab. Er ist wie eine grüne Wüste, in der ein Mensch nichts zu suchen hat. Alle Anstrengungen, ihm etwas abzutrotzen, erweisen sich am Ende als sinnlos. Gegenüber der wild wuchernden Natur, der schwülen Hitze, dem ewigen Regen muss der Mensch sich am Ende geschlagen geben. Er ist hier nicht gewollt. Das zeigen ihm auch all die giftigen kleinen und große Tiere: die Parasiten, Insekten und Schlangen. Nie wird er eins sein mit der Natur, stets in ihr einsam und verloren sein.

So erzählt Quiroga mit einer schmerzlichen Lust am Horror von einem Mann, der – von einem giftigen Honig gelähmt – erleben muss, wie ein Heer schwarzer Ameisen ihn bei lebendigem Leibe auffrisst. Oder von einer jungen Frau, die Morgen für Morgen schwächer aus dem Bett aufsteht, bis sie eines Tages tot liegen bleibt – und ihr Mann im Kopfkissen eine riesige Zecke entdeckt, die ihr Nacht für Nacht das Blut aus dem Körper gesaugt hat.

In *Das seltsame Standesamt* erzählt Quiroga nur leicht verfremdet über sich selbst. In der Nähe von San Ignacio, einer kümmerlichen Ansammlung von ein paar Bauernhäusern und kleinen Geschäften, gleich bei den sagenhaften Jesuitenruinen, lebt ein Standesbeamter. Seine Hauptbeschäftigung besteht in einem absurden Kampf mit dem Dach seines Hauses. Es ist aus Holz grob gezimmert und einfach mit Nägeln auf die Holzwände gesetzt. Dem Regen, dem ewigen Regen, hält es nicht stand. Im Wechsel von Feuchtigkeit und Hitze biegen sich Balken nach oben, bis das Dach wie ein Igel aussieht. Mit allen Mitteln versucht der Standesbeamte, es abzudichten. Er probiert es mit Holzkeilen, Mörtel, Zement, Tischlerleim und geteertem Sägemehl – alles vergeblich. Ihm bleibt nichts anderes übrig, als nachts sein Bett hin- und herzurücken, um halbwegs trocken zu schlafen.

Tagsüber aber hat dieser ungeschickte Sisyphos noch ein Amt zu führen. Er soll Geburten, Heiraten und Todesfälle penibel und in doppelter Ausfertigung dokumentieren, als Friedensrichter Streitigkeiten schlichten und dies in Protokollen festhalten. Das gelingt ihm ebenso wenig, wie sich ein dichtes Dach zu verschaffen. Überraschend kommt eines Tages der Revisor aus der fernen Provinzhauptstadt, entdeckt das Chaos und fordert ihn auf, seine Papiere sofort in Ordnung zu bringen und binnen einer kurzen Frist zu ihm nach Posadas zu bringen. Tag und Nacht sitzt der Standesbeamte nun mit nacktem, nassem Oberkörper in der schwülen Hitze und füllt vierundzwanzig Bände mit korrekten Eintragungen. Dann zieht er los.

Es wird eine albtraumhafte Dienstreise. Zuerst reitet er zu Pferd über schmale Waldwege. In der Nacht hat es so stark geregnet, dass Bäche nicht mehr passierbar sind. Ein Sturmregen überfällt ihn, Jacke und Hemd muss er um die Bücher wickeln. Er kommt an den mächtig angeschwollenen Paraná, lässt das Pferd zurück und will übersetzen. Das leichte Boot muss durch eine gewaltige Schlucht, deren Felswände den Fluss einschließen wie in einem Grab. Darüber steigt der Wald auf, ebenso schwarz wie die Felsen. Es herrscht Totenstille. In der Abenddämmerung hört plötzlich der Regen auf, die Luft ist bis zum Ersticken mit Feuchtigkeit gesättigt. Schlagartig wird es Nacht, und neue Wolkenbrüche stürzen vom Himmel. Endlich am anderen Ufer angekommen, versucht er, auf dem feuchten, glitschigen Lehmboden zu Fuß weiterzukommen. Schließlich erreicht er den Revisor in Posadas, kurz bevor dieser sein Büro verlassen will. Er überreicht ihm entkräftet die verschmutzten, feuchten Bücher, aber der Revisor lacht nur: Er habe es doch gar nicht ernst gemeint.

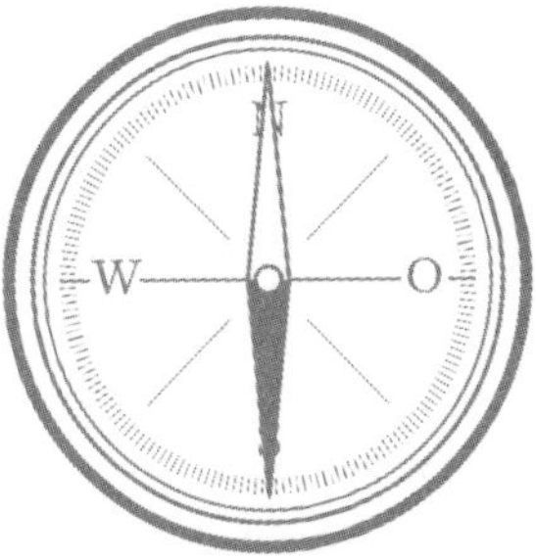

NORDEN

5. Die Inseln der Isolation

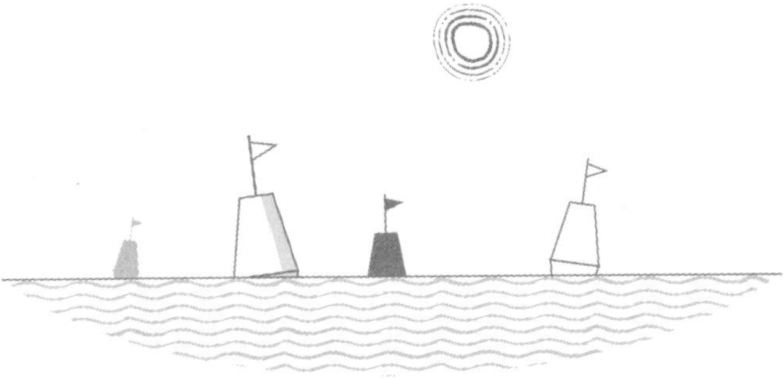

Eine kalte Winternacht.
Mir ist hinreichend warm,
aber ich bin allein. Und
ich verstehe, dass ich mich
daran gewöhnen muss,
natürlich in dieser Einsam-
keit zu existieren, darin zu
funktionieren, darin zu
arbeiten, begleitet von,
gefesselt an «die Anwesen-
heit von Abwesenheit».

Roland Barthes

Allein in der Menge: Der ägyptische Hiob

Der älteste erhaltene Text der Weltgeschichte über Einsamkeit stammt aus dem Ägypten des Mittleren Reiches, ungefähr aus den Jahren 1900 vor Christus, könnte also gut viertausend Jahre alt sein. In den folgenden Versen (hier leicht gekürzt) führt ein namenloser Mann einen Dialog mit seinem «Ba», klagt seiner «Seele» das Leid seiner Einsamkeit.

Zu wem kann ich heute reden?
Die Brüder sind böse, die Freunde von heute, sie lieben nicht.
Zu wem kann ich heute reden?
Die Herzen sind habgierig, jedermann nimmt die Habe seines Nächsten.
Zu wem kann ich heute reden?
Das Gesicht der Bosheit ist zufrieden, das Gute ist überall zu Boden geworfen.
Zu wem kann ich heute reden?
Der Zorn erregen sollte durch seine Schlechtigkeit, er bringt alle zum Lachen, auch wenn sein Frevel schlimm ist.
Zu wem kann ich heute reden?
Raub herrscht, jedermann bestiehlt seinen Nächsten.
Zu wem kann ich heute reden?
Der Verräter ist ein Vertrauter, der Gefährte ist zum Feind geworden.
Zu wem kann ich heute reden?

Die Brüder sind böse, man nimmt Zuflucht zu Fremden für
Zuneigung des Herzens.
Zu wem kann ich heute reden?
Die Gesichter sind abgewandt, jedermann wendet den Blick
zu Boden gegenüber seinen Brüdern.
Zu wem kann ich heute reden?
Es gibt keine Gerechten, das Land ist den Frevlern überlassen.
Zu wem kann ich heute reden?
Es mangelt an einem Vertrauten, man nimmt Zuflucht zu einem
Unbekannten, um ihm zu klagen.
Zu wem kann ich heute reden?
Ich bin beladen mit Elend aus Mangel an einem Vertrauten.

Einsamkeit hat kaum etwas damit zu tun, ob man sich mit vielen, wenigen oder gar keinen Menschen am selben Ort befindet. Man kann sich in der Wüste weniger einsam fühlen als mitten in einer engen Gemeinschaft. Entscheidend ist, ob man den Menschen, von denen man umgeben ist, vertrauen kann oder misstrauen muss. Der «ägyptische Hiob», wie man die anonyme Stimme dieser Verse nennt, hat gewiss nicht allein gelebt. Das wäre im antiken Ägypten, wie überhaupt in allen vormodernen Gesellschaften, nicht möglich gewesen. Man konnte nur überleben, wenn man Teil einer Gruppe oder Gesellschaft war. Trotzdem fühlte sich der ägyptische Hiob schrecklich isoliert, weil er niemanden hatte, mit dem er reden, dem er sich anvertrauen, auf den er zählen konnte. Die Grundlage für ein vertrauensvolles Miteinander war für ihn nicht allein eine Verwandtschaft oder lange Bekanntschaft, ein Gefühl der Sympathie oder des Respekts, sondern mehr noch ein Einverständnis darüber, was als gut, tugendhaft, gerecht, verantwortungsbewusst und gemeinschaftsdienlich gelten sollte. War dies nicht gegeben, war man im Misstrauen verloren. Man kann die Frage der Einsamkeit also auch als ein moralisches Problem betrachten.

In der Grube: Jeremia

Es gibt für gläubige Menschen eine Abgeschiedenheit, die sie zu Gott führt. Es gibt für sie aber auch eine Einsamkeit, die von Gott kommt. Unter ihr hatte vor allem der Prophet Jeremia zu leiden. Vom Beginn seines Lebens an ist er für eine übermenschliche Aufgabe ausgesondert. Schon im Mutterleib, so glaubt er später, sei er berufen und von allen anderen Menschen unterschieden worden. Gott legt ihm die Aufgabe auf die Schultern und in die Seele, seinem Volk eine schreckliche Botschaft zu verkünden. Unheil, Gewalt, Tod, Zerstörung und Vertreibung soll er ihnen ansagen. Zu Einsicht und Umkehr soll er sie aufrufen, zugleich aber gewiss sein, dass er ihren Sinn nicht ändern wird. Bevor er das erste Wort zu seinem Volk gesprochen hat, weiß er schon, dass er verstoßen und verfolgt werden wird. Sein Auftraggeber ruft ihm zwar zu: «Fürchte dich nicht, denn ich bin bei dir und will dich erretten!» Aber ob ihn das trösten kann?

Der Prophet beginnt sein Werk, tritt vor die Menschen auf den Plätzen der Stadt und im Tempel und spricht:

Das ganze Land wird verwüstet. Alle Städte werden verlassen. Niemand wird hier mehr wohnen. Alle werden fliehen vor dem Geschrei der feindlichen Reiter und Schützen. Dann wird es überall still sein, so still wie der Tod. Nichts wird bleiben.

Niemand will das hören – weder der König noch die Oberen, die Priester oder das gewöhnliche Volk. Es wird nicht besser, als der Prophet seine Vorhersagen mit Anklagen verbindet. Gott habe ihn zum Prüfer eingesetzt über das Volk. Von hoher, einsamer Warte aus solle er ihren Lebenswandel und Glauben beurteilen. Beliebter wird er dadurch nicht. Er wird nicht als heiliger Mann geachtet oder als Lehrer göttlicher Weisheit angehört. Alle behandeln ihn wie einen Aussätzigen, einen Feind. Er ist nun so allein unter den Menschen, dass er lieber gottverlassen wäre:

> **Nie saß ich im Kreis der Fröhlichen und freute mich mit anderen am Leben. Immer nur saß ich einsam da, niedergedrückt von deiner Hand, mein Gott. Denn du hast mich bis oben hin angefüllt mit Zorn. Warum hält mein Leiden so lange an? Warum ist meine Wunde, die du mir zugefügt hast, so schlimm, dass sie nicht heilen will? Du bist für mich wie eine trügerische Quelle geworden, der ich nicht vertrauen kann. Ich warte und verdurste, aber du gibst mir kein Wasser.**

Eine Frau zu heiraten, hat ihm Gott verboten. Kinder soll der Prophet nicht haben. Er darf kein Haus betreten, in dem ein fröhliches Fest gefeiert wird. Nicht einmal die Häuser darf er besuchen, in denen ein Trauermahl gehalten wurde, um mit anderen zu weinen oder sie zu trösten. Aber es hätte ihn auch niemand eingeladen. Niemand will diesen Propheten bei sich haben. Die Leute laufen den anderen Propheten nach, die nur Gutes verheißen und von niemandem verlangen, er solle sein Leben ändern. Dafür werden sie von den Mächtigen und Ohnmächtigen gleichermaßen geliebt.

Schließlich sprechen die Oberen zum König: «Lass diesen Mann töten. Denn er nimmt allen die Freude und den Mut. Das Wohlergehen des Volkes interessiert ihn nicht, er will immer nur vom Unheil reden.» Der König nickt und gibt den Propheten in ihre Hand. Sie lassen ihn ergreifen und werfen ihn in eine Zisterne. Dunkel ist es dort unten, ein tiefes, enges Loch, in den rohen Fels gehauen. Frisches Wasser ist nicht mehr in der Zisterne, nur stinkender Schlamm. Allein kann er sich nicht befreien. Langsam beginnt der Prophet im Schlamm zu versinken. Wie viel Zeit bleibt ihm noch? Was mag er zu Gott rufen?

> **Gott, ich habe mich von dir verführen lassen. Ich wollte nicht, aber du bist mir zu stark. Wegen dir bin ich zum Spott geworden, selbst die Kinder lachen mich aus. Wenn ich den Mund öffne, muss ich schreien: «Sünde und Gewalt!» Wie oft habe ich mir vorgenommen, nicht mehr an dich zu denken und nicht mehr über dich zu reden! Aber dann brannte ein Feuer in meinem Herzen, ich ertrug es nicht und predigte doch. Ach, verflucht sei der Tag, an dem ich geboren bin! Ohne Segen sei die Stunde, in der meine Mutter mich geboren hat! Am besten, ich hätte ihren Leib nie verlassen. Ach, wäre der Leib meiner Mutter mein Grab geworden!**

Schließlich erbarmt sich einer. Er geht zum König und holt sich die Erlaubnis, den Propheten aus der Zisterne zu ziehen. Der Prophet ist gerettet, aber das Unheil, von dem er all die Jahre gesprochen hat, bricht jetzt über das Land herein. Feinde kommen, erobern, rauben, brennen, vergewaltigen, töten, verschleppen. Was aus dem Propheten geworden ist, weiß man nicht. Seine Spur verliert sich. Doch an seine Worte sollten sich die Überlebenden noch lange erinnern.

Mit seiner Einsamkeit hat der Prophet einen neuen Glauben und eine neue Gemeinschaft begründet. Der Prophet Jeremia hat das alte

Vertrauen des Volkes in seinen Gott zerstört, so wie andere Propheten in der Zeit, als das Königtum Juda unterging und viele Einwohner nach Babylonien ins Exil verschleppt wurden. Als das eigene Königtum unterging, bedeutete dies für ihn nicht zugleich den Untergang des eigenen Gottes. Denn er sah, dass Gott nicht nur für das Eigene da ist, sondern für die ganze Welt, im Schlechten wie im Guten. Dazu musste der Prophet in eine größtmögliche Entfernung zu seinem Volk und dessen Glauben treten. So konnte er Gottesworte wie dieses hören: «Bin ich denn nur ein Gott, der euch nahe ist, oder bin ich nicht auch ein Gott, der fern von euch ist?» Dieser ferne Gott, den zuerst allein der Prophet erfahren hat, ist fast ein neuer Gott: der Herr aller Völker, der Gerechtigkeit übt, keine Opfer mehr fordert, nur das Gute will. Er ist ein einsamer Gott, der langsam erst wieder Vertrauen zu seinen Menschen fasst.

Im Versteck: Homosexuelle Menschen

An vielen Orten dürfen homosexuelle Menschen auch heute immer noch nicht so leben, wie es ihnen entspräche. Das führt in eine besondere Art der Einsamkeit. Um von ihr einen Eindruck zu gewinnen, empfiehlt sich die Begegnung mit einem nur zehn Seiten langen Text aus dem Jahr 1909. Geschrieben hat ihn der dänische Schriftsteller Herman Bang (1857 bis 1912) gemeinsam mit Max Wasbutzki, einem befreundeten Arzt in Berlin. Erst 1922, also zehn Jahre nach seinem Tod und vier Jahre nach dem Ende des Ersten Weltkriegs, wurde er unter dem Titel *Gedanken zum Sexualitätsproblem* in einer Fachzeitschrift veröffentlicht. Bang war zu seiner Zeit ein berühmter Journalist und als Romanautor ein Mitbegründer der modernen skandinavischen Literatur. Thomas Mann fühlte sich ihm eng verbunden. Bang lebte offen homosexuell, der Pastorensohn hatte sich in einen Dandy verwandelt. In seinen Romanen deutete er sein Lebensthema jedoch nur gelegentlich an. Diese sind heute weithin vergessen. Aber dieser eine Text über die Homosexualität ist immer noch lesenswert.

Mit erschütternder Sachlichkeit beschreibt Bang, was Homosexualität ist und was sie für einen einzelnen Menschen bedeutet. Natürlich ist dies ein historischer Text, der die heutigen Sprachvereinbarungen nicht kennt und deshalb an einigen Stellen anstößig wirken mag. Vor allem fällt auf, dass in ihm ausschließlich von schwulen Männern die Rede ist und nie von lesbischen Frauen. Doch bemerkenswert bleibt, wie er zu einer Zeit, in der Homosexualität als Sünde, Perversion, Verbrechen galt, schlicht klarstellt: «Das homosexuelle Individuum folgt, indem es homosexuell ist, seiner individuellen Natur, und zwar der Natur, welche ihm angeboren ist.» Es liegt hier also keine willkürliche Entscheidung, keine persönliche Schuld, keine Dekadenz oder gar das Ergebnis einer Verführung vor: «Man wird nicht homosexuell, sondern man ist es.» Sehr viele Menschen sind es, weil sie es sind – und dies überall in der Gesellschaft, nicht nur in der Bohème. Homosexuell ist nicht allein dem Klischee gehorchend der Damenschneider oder Tenor. Es gibt auch homosexuelle Bauern und sogar homosexuelle Feldherren. Niemand kann etwas dafür. Es ist, wie es ist. Homosexualität ist für Bang eine Laune der Natur – er spricht sogar von einem «Irrtum der Natur». Das meint er aber nicht abwertend, denn er versteht unter «Natur» kein fehlerfreies, zweckgerichtetes Ordnungssystem, sondern alles, was lebensmöglich ist – unter anderem eben auch eine gleichgeschlechtliche Orientierung.

Mit psychologischem Feingefühl beschreibt Bang die Einsamkeit einer homosexuellen Adoleszenz in einer Zeit, als es noch keine schulische Sexualkunde, frei zugängliche Aufklärungs- und Gesprächsangebote oder öffentlich bekannte Vorbilder gab:

Die schwierigste Zeit für den homosexuellen Menschen sind ohne Zweifel die ersten Jünglingsjahre. Die allermeisten Homosexuellen müssen erschütternde Kämpfe aushalten, bevor sie sich über sich selbst klar werden... Man hat nicht den Mut dazu, vereinsamt etwas ganz anderes zu sein, geschweige den Mut, homosexuell zu sein, wo doch all die Vorurteile und selbst die Gesetze des Staates und der Gesellschaft es verächtlich machen. Und doch fühlt der Homosexuelle seine innerste Natur sich gegen alle Gesetze sträuben. Er weiß lange Zeit nicht, wohin er gehen soll... Er fühlt sich unsicher und fremd zwischen Fremden. Es können lange Jahre vergehen, wo er bis zur tiefsten Tiefe seines Organismus mit sich selbst kämpft... Denn zu fragen wagen sie erst gar nicht.

Hat ein homosexueller Mensch endlich Klarheit über sich selbst gewonnen, liegt ein Erwachsenenleben vor ihm, in dem er sich verkleiden und verstecken muss. Das kann zu erheblichen seelischen Schäden führen: «Der homosexuelle Mensch fühlt sich vereinsamt und beschämt. Alle sind ihm Feinde. Er wird scheu und unsicher ...» Er lebt «wie ein Mensch, welcher in einem Hotel wohnt, während er nicht weiß, ob er seine Rechnung bezahlen kann». Er hat keine Heimat, denn Heimat ist dort, wo man so sein darf, wie man ist. So wird der homosexuelle Mensch schweigsam und lernt, sich zu verstellen – vor allem seinen Allernächsten gegenüber. Diese bemerken überraschend oft nichts und mögen ihn einfach, weil er so überangepasst ist: «Von Mutter, Schwestern, Brüdern wird der Homosexuelle meist sehr geliebt, weil er im täglichen Leben sehr oft von einem geheimen

Drang zu büßen beherrscht wird, als möchte er immer sein Schuldkonto ausgleichen.»

Was ihn mit anderen homosexuellen Menschen verbindet, ist vor allem das Lügen. Dadurch lebt er «in einer ewigen Freimaurerei», einem Geheimbund, dessen unfreiwillige Mitglieder sich «untereinander verständlich machen durch eine Reihe von Zeichen, die, der Himmel weiß wie, in allen Ländern die gleichen sind ... Die Homosexuellen erkennen sich untereinander buchstäblich, bevor sie gegenseitig ihr Gesicht gesehen haben. Ich begreife diese Tatsache selber gar nicht.» Viele erfahren darin allerdings keine stärkende Solidarität, sondern gehen «fremd durch die eigene Welt», denn sie wollen nicht bloß deshalb zu einer Subkultur gehören, weil sie von der Mehrheitsgesellschaft nicht akzeptiert werden. Doch trotz aller Verstellung kann man ihnen ansehen, was sie sind: «Am leichtesten sind sie wohl an den Augen zu erkennen. Diese Augen sind beinahe immer von einer sehnsüchtigen Trauer.»

Mit der beständigen Traurigkeit ist eine unstillbare Unruhe verbunden. Zu Hause sind die homosexuellen Männer nicht sicher, nirgends fühlen sie sich wohl und anerkannt. Deshalb reisen sie viel – wenn sie es sich leisten können als Touristen, wenn nicht, dann suchen sie sich Berufe, bei denen man häufig unterwegs ist. Auch ergreifen sie aus Not bevorzugt nichtbürgerliche Berufe. Viele versuchen ihr Glück als Künstler. Aber Bang möchte ihrem Lebensproblem keinen ästhetischen Mehrwert abgewinnen. Er meint, dass sie ohne «die ewige Maskerade» frei wären, mehr und bessere Werke zu schaffen. Auch die Versuche mancher, eine Stufe darunter, in den exzentrischen Berufswelten des Zirkus oder des Varietés, unterzukommen, betrachtet er ohne jede Verklärung: Hier könne man sich eben besonders oft verkleiden und falle als Außenseiter nicht weiter auf.

Manche versuchten doch, eine bürgerliche Existenz aufzubauen, und heirateten, aber bloß «aus reinsten Utilitätsrücksichten, um besser versteckt zu sein». Eine ehrliche, von wechselseitigem Begehren gekennzeichnete Ehe ist da unmöglich. Welch ein Unglück ist dies auch für die heterosexuellen Ehefrauen?

Erstaunlicherweise geht Bangs Aufsatz kaum auf das eigentliche Liebesleben ein, in dem dauerhafte und gleichberechtigte Beziehungen kaum möglich waren und Sex meist nur käuflich zu haben war. Dafür weist er auf eine Bedrohung hin, die einem heute kaum noch bewusst ist: Der homosexuelle Mensch war damals erpressbar. «Im Geheimbund der Homosexuellen» spricht es sich herum, wer dazugehört. Es braucht keinen größeren kriminellen Aufwand, um sich dies zu Nutze zu machen: «Der, welcher eine Erpressung versuchen will, tritt einfach an den Betreffenden heran mit einer Bitte. Die ewige Angst des Homosexuellen, seine ständige Unsicherheit lässt ihn fast immer geben. Und hat er einmal gegeben, so ist er halbwegs verloren. Dass er Geld gegeben hat, wird, wenn die Sache entdeckt wird, fast immer für einen Beweis gehalten.» So ergibt sich die absurde, lebensgefährliche Situation, dass die Kriminalisierung der Homosexualität den Homosexuellen zum leichten Opfer von Kriminellen macht. Er ist rechtlos und kann über Jahre hinweg ausgeplündert werden. Zu groß ist die Gefahr eines Skandals. Ein Strafverfahren, eine Gerichtsverhandlung, Berichterstattung in den Zeitungen – und man wäre verloren. Die Angst ist so groß, dass selbst Prozesse in einem anderen Land dazu führen können, dass es in der eigenen Stadt vermehrt zu Suiziden von Homosexuellen kommt.

Was hilft gegen dieses einsame Elend? Bang und Wasbutzki plädieren für zweierlei: sexualwissenschaftliche Aufklärung und juristische Entkriminalisierung. Es dauerte sechzig Jahre, bis es in

Westdeutschland so weit war. 1969 wurde der Paragraph 175 des Strafgesetzbuchs dahin geändert, dass gleichgeschlechtliche Liebe zwischen Menschen, die älter als einundzwanzig Jahre sind, keine Straftat mehr darstellte. Erst im Zuge der Gesetzesreformen nach der deutschen Wiedervereinigung wurde der berüchtigte Paragraph ganz gestrichen.

Mutterseelenallein: Aharon Appelfeld

Das traurigste Wort der deutschen Sprache ist «mutterseelenallein». Im 19. Jahrhundert soll es sich in der deutschen Sprache stark ausgebreitet haben. Es bezeichnet das Schicksal ungezählter Kinder zu allen Zeiten: Waisen, die ohne ihre Mütter aufwachsen, in Armut und Hunger, mitten im Krieg, voller Angst, schutzlos der Gewalt und oft der sexuellen Ausbeutung durch Erwachsene ausgeliefert. So geht es auch heute noch zu vielen Kindern in Deutschland. Manche von ihnen sind sogar mitten in ihren Familien mutterseelenallein.

Welche Tiefe, welcher Schrecken, welch dunkle Magie in dem Mutterseelenallein-Sein steckt, kann man erfahren, wenn man die Romane des israelischen Schriftstellers Aharon Appelfeld (1932 bis 2018) liest und sich mit der Geschichte seines Lebens beschäftigt. Geboren und aufgewachsen ist er in Czernowitz in der Bukowina, das heute ein Teil der Ukraine ist und damals zu Rumänien gehörte. Seine Großeltern waren noch fromme Juden, seine Eltern aber schon assimilierte Bildungsbürger, deren neue Religion die deutsche Kultur war. Aharons Muttersprache war deshalb Deutsch. Er lebte als behütetes Einzelkind in einem fürsorglichen und kultivierten Zuhause, bis 1940 die Deutschen in seine Heimat einfielen, ihren Terror entfesselten und ihn mit seinen Eltern als Juden verfolgten. Im selben Jahr wurde seine Mutter von rumänischen Faschisten ermordet. Mit seinem Vater musste Aharon auf einem langen Marsch in ein Ghetto, dort wurden die beiden getrennt und in unterschiedliche Lager verschleppt. Aharon war acht Jahre alt, als seine Kindheit ein abruptes Ende nahm. Fortan sollte er kein einziges Mal mehr spielen.

Aharon gelang es, aus dem Ghetto zu fliehen. Als Kind assimilierter Juden – «ich war blond und blauäugig» –, zudem des Ukrainischen mächtig, fiel er nicht so auf wie Kinder aus orthodox-jüdischen Familien, von denen keines überleben sollte. Aharon konnte seine jüdische Herkunft verbergen und sich als ausgebombtes ukrainisches Kind ausgeben.

Zuerst rannte er in einen Wald. Dort fand er Beeren und Früchte, nach langer Suche auch einen Bach mit frischem Wasser. Am Waldrand lebte in einer einsamen Hütte eine Prostituierte. Hier fand Aharon Obdach, Nahrung und harte Arbeit. Aber natürlich war dies kein guter Ort für ein Kind. Jede Nacht kamen fremde Männer, es gab Streit, die Frau trank zu viel Alkohol, sie neigte zum Jähzorn und schlug um sich. Mehr als einen langen Winter blieb der Junge trotzdem bei ihr. Dann kam ein Unwetter mit Sturm und Regen. Die Hütte brach auseinander. Ebenso heftig war ein letzter Gewaltausbruch der Frau. Aharon rannte fort.

Anschließend kam er kurz bei einem gewalttätigen alten, ukrainischen Bauern unter. Dann floh er auch vor ihm in die Felder und in den Wald. Hier stieß er auf eine Räuberbande. Sie nahm ihn auf, adoptierte ihn regelrecht: «Jede kriminelle Gruppe braucht Hunde und Kinder. Wenn man zum Beispiel in einen Stall einbrechen will, um Pferde zu stehlen, dann wirft man durch ein kleines Fenster ein Kind hinein, das dann das Tor öffnet. Ich bin leben geblieben durch diese kriminellen Leute. Die Schlechten waren gut mit mir.» So hat er als alter Mann in einem Radio-Interview der Journalistin Barbara Dobrick erzählt.

Nur ein Jahr war Aharon zur Schule gegangen, danach wurde die Not «meine Schule». Viel habe er hier gelernt über die Menschen: wie schnell Kinder verwahrlosen, wenn es keine Erziehung, Struktur oder feste Zeiten mehr gibt, wie Angst und Hunger den Charakter verändern, wie manche Erwachsenen alle moralischen Maßstäbe verlieren, andere jedoch, von denen man es nicht erwartet hätte, sich als großherzig und hilfsbereit erweisen. Verloren habe er damals sein natürliches Zutrauen zu anderen Menschen, auch seine Selbstgewissheit. Alles, was ihn geprägt hatte, musste er verleugnen. Am Ende konnte er nicht mehr sprechen: «Der Hunger nach Brot, der Durst nach Wasser, die Angst vor dem Tod macht Worte überflüssig. Man braucht sie nicht. Im Ghetto und im Lager redeten nur Leute, die verrückt geworden waren. Wer bei Verstand war, schwieg.» Und: «Ich habe wie ein Tier gelebt, das die Menschen meidet. Meine Freunde waren Hunde. Ich konnte mit ihnen sprechen. Mit Menschen habe ich nicht gesprochen. Ich hatte Angst gehabt, dass sie, wenn ich spreche, erkennen, dass ich ein Jude bin.» So blieben ihm von diesen eigentlich unendlich langen sechs Jahren nur wenige Erinnerungen. Der Tiefpunkt war, wenn er sogar in seinen Träumen mutterseelenallein war: «Ich sah meine Eltern nicht einmal mehr im Traum. Dann träumte ich doch von meiner Mutter, aber sie tat, als kennte sie mich nicht, und wandte mir den Rücken zu.»

1944 konnte sich Aharon der Roten Armee anschließen und als Küchenjunge dienen. Nach dem Krieg kam er als «displaced person» über Umwege nach Israel, seine neue Heimat. Das moderne Hebräisch wurde seine geliebte «Stiefmuttersprache». In ihr schrieb er sechsundvierzig Romane, die alle von Menschen in und nach der Schoah erzählen. Sein eigenes Schicksal hat er in dem Buch *Geschichte eines Lebens* (1999) literarisch verarbeitet. Im Schreiben, im erinnernden und erfindenden Erzählen konnte er von dem Verlorenen etwas zurückholen: Die Erinnerung an seine Eltern und Großeltern, die Gassen und Häuser von Czernowitz «kamen zu mir im Schreiben». Dieses Schreiben war für ihn lebenswichtig, denn: «Du kannst nicht leben ohne eine Vergangenheit, nur in Gegenwart und Zukunft.»

Wie konnte der kleine und ganz auf sich allein gestellte Aharon all diese Schrecken überhaupt überleben? Viele Glücksfälle wären zu nennen, doch entscheidend war auch sein Glaube, dass er im letzten nicht ganz allein war:

> **«Ich habe meine Mutter nicht sterben sehen, hörte aber ihren einen und einzigen Schrei. Ihr Tod hat sich mir tief eingeprägt. Noch tiefer aber ihre Auferstehung. Immer wenn ich froh oder traurig bin, erscheint mir ihr Gesicht; sie lehnt an der Fensterbank oder steht in der Tür, als wolle sie gleich zu mir kommen.» – «Ich rechnete die ganze Zeit damit, dass meine Eltern kämen und mich abholten. Diese gespannte Erwartung begleitete mich durch alle Kriegsjahre und wallte immer dann auf, wenn sich die Hand der Verzweiflung wie Blei auf mich legte.» – «Der Gedanke, dass meine Eltern auf mich warteten, beschützte mich den ganzen Krieg über.»**

Es ist nicht zuletzt dieser Glaube, der dazu führt, dass Appelfeld seine Geschichte wie ein Märchen erzählt hat:

> **Ich war ein Kind in einem Wald. Ich glaubte, dass meine Eltern mich nicht vergessen hatten und mich holen würden. Ich spielte manch-**

mal mit dem Wasser und den Steinen. Das Märchen konnte ich meinen Kinder erzählen. Natürlich ein grausames Märchen, mit schrecklichen Menschen und Hexen.

Märchenhaft, allerdings in einem beglückenden Sinne, war auch das Ende dieser Geschichte. Denn er fand seinen Vater wieder: Michael Appelfeld hatte den Krieg in verschiedenen Lagern überlebt, anschließend aber nicht nach seinem Sohn gesucht. Er musste ja davon ausgehen, dass der kleine Aharon zu Tode gekommen war. Aber dieser hatte die Hoffnung nie aufgegeben. Ende der Fünfzigerjahre, als er schon ein erwachsener Mann war, benachrichtigte ihn plötzlich ein Suchdienst: Sein Vater sei am Leben und werde bald aus der Sowjetunion nach Israel auswandern. Vater und Sohn kamen wieder zusammen, noch einige Jahre lebten sie Tür an Tür. Viel haben sie miteinander gesprochen. Der Vater gab ihm so manche verlorenen Erinnerungen zurück, die dann Eingang in die Romane des Sohnes fanden und nun dort aufbewahrt sind.

In der Erinnerungseinsamkeit: Wolfskinder in Ostpreußen

Als die Rote Armee 1945 das nördliche Ostpreußen eroberte, lebten dort noch ungefähr 220 000 Deutsche, die nicht rechtzeitig geflohen waren. Die meisten der Männer wurden verschleppt oder getötet, die Frauen wieder und wieder vergewaltigt, viele starben an den Folgen. Wer die Gewalt überlebte, fiel einer einzigartigen Hungersnot zum Opfer. Bis zum Frühjahr 1947 sollen circa 100 000 Ostpreußen im Gebiet um Königsberg zugrunde gegangen sein. Ursache dieser Katastrophe waren nicht einfach die Niederlage, die allgemeine Nahrungsmittelknappheit oder das Bedürfnis der Eroberer nach Vergeltung, sondern ein radikaler Systembruch: das nördliche Ostpreußen wurde zum Militärgebiet erklärt, die private Landwirtschaft wurde auf Kollektivbetriebe umgestellt, Russen wurden ohne Rücksicht auf die angestammte Bevölkerung neu angesiedelt. Die bäuerliche Landwirtschaft, Familien und Dorfgemeinschaften zerbrachen. Ein Massensterben war die Folge.

Ganz auf sich allein gestellt, zogen Mädchen und Jungen umher, um irgendetwas Essbares aufzutreiben, für sich selbst und anfangs auch für schwächere Geschwister, Mütter und Großeltern. Doch bald mussten sie einsehen, dass sie nur allein überleben konnten. In ihrer Heimat gab es nichts für sie zu holen, die Grenze nach Süden war abgesperrt, allein der Weg nach Norden, nach Litauen, war offen. Dort, so sprach sich schnell herum, gaben Bauern bettelnden Kindern etwas in ihre Säcke. Im katholischen Litauen galt das Almosengeben noch als christliche Tugend. Man schätzt, dass zwischen 25 000 und 30 000 Kinder und Jugendliche bis zu 250 Kilometer lange Pendelfahrten auf sich nahmen, um ein Stück trockenes Brot und einige Kartoffeln zu erbetteln. Es waren hochgefährliche Zugreisen auf dem Dach oder zwischen den Waggons, denn diese durften die deutschen Kinder nicht betreten. Nicht wenige fielen während der Fahrt herunter, verletzten sich schwer oder starben. Eigentlich waren alle diese Kinder Waisen. Denn selbst wenn sie noch Mütter hatten, konnten diese nicht mehr für sie sorgen. Auch untereinander vermochten sie sich kaum zu helfen, denn ein Kind bekam am ehesten etwas zu essen geschenkt, wenn es allein von Hof zu Hof zog.

Ein Bericht, der stellvertretend für viele Schicksale steht:

Dann brach der Hunger aus. Wir Kinder waren immer hungrig. Also entschied ich mich, mit anderen minderjährigen Kindern nach Litauen zu fahren oder zu Fuß zu gehen. 1947 fuhr ich auf dem Dach eines Zuges nach Litauen. Für ein zwölfjähriges Mädchen war es wirklich nicht einfach, sich in einem fremden Land durchzuschlagen, ohne die Sprache zu sprechen. Erst bettelte ich. Dann begann ich, bei verschiedenen Leuten als Dienstmädchen zu arbeiten. Ich arbeitete sehr hart, war aber froh, etwas zu essen und einen Platz zum Schlafen zu bekommen. Ich war fast glücklich. Dann erzählten die Leute, die deutschen Kinder sollten nach Russland transportiert werden. Meine Wirte bekamen Angst, selbst nach Sibirien verschleppt zu werden, also schickten sie mich weg. Ich ging auf die Straße und saß da lange weinend. In dem Haus, in dem ich als Dienstmädchen arbeitete, wohnten zwei Schwestern, die mich zu sich nahmen. Dort blieb ich und sie besorgten mir eine falsche litauische Geburtsurkunde.

Ende 1948 wurden alle Deutschen, die man im Sperrgebiet um Königsberg noch fand, in die sowjetisch besetzte Zone in Ostdeutschland ausgewiesen. Einigen von ihnen gelang es, von dort aus in den Westen weiterzureisen. Doch viele der sogenannten Wolfskinder blieben in Litauen. Hier hatten sie Aufnahme gefunden, mussten dafür aber eine neue Identität annehmen: Ihren alten Namen, ihre Muttersprache und evangelische Konfession mussten sie verbergen und vergessen. In der neuen Heimat blieben sie wie verloren:

Manchmal habe ich mich beim Kühehüten auf einen langen Mantel gelegt, zum Himmel geguckt und Lieder gesungen: «Mama, Mama, warum hast du mich allein gelassen, warum hat du mich verlassen.» Immer selbst ausgedachte Lieder habe ich gesungen. Da konnte man

zwischen den Kühen weinen, ohne dass einen die andern gesehen haben.

Über all dieses konnten die Wolfskinder jahrzehntelang nicht sprechen. Als sie jung waren, kapselten sie wie von selbst ihre grauenhaften Erinnerungen ab und versenkten sie im Gedächtnis. Verdrängung ist ein natürlicher Selbstschutz der Seele. Doch er hat einen hohen Preis: Das Erlebte wird nicht angenommen, es kann aber plötzlich wieder lebendig werden, dann ist man ihm schutzlos ausgeliefert. So haben es ehemalige Wolfsmädchen erfahren, als sie selbst Kinder zur Welt brachten. Im Wochenbett, neben sich ein Neugeborenes, wurden sie nachts von Albträumen überfallen, aus denen sie schreiend aufwachten: «Ich habe mein Kind totgefroren am Straßengraben gesehen.»

Mit welchen Worten aber hätten sie ihre Erinnerungen mitteilen sollen? Was sie durchgemacht hatten, stand jenseits dessen, was sich erzählen ließe. Es gab keine sprachlichen Vorbilder, die einen Eindruck davon hätten vermitteln können, wie es wirklich war, als neben einem der kleine Bruder verhungerte oder die Mutter vergewaltigt wurde. Die Wolfskinder waren isoliert, konnten sich nicht an Verwandte und Vertraute wenden oder mit Schicksalsgenossen austauschen. Das führte dazu, dass sie den eigenen Erinnerungen und Empfindungen misstrauten. Dann, in den 1950er- und 60er-Jahren, drängte sich anderes in den Vordergrund. Es galt, sich ein eigenes Leben aufzubauen, Schule und Ausbildung nachzuholen, einen Beruf zu ergreifen, eine Familie zu gründen, Kinder großzuziehen. Das Schweigen über die eigene Vergangenheit war nichts Ungewöhnliches, sondern eher die Norm, besonders im sowjetisch besetzten Litauen, wo man sich mit politisch unerwünschten Erinnerungen verdächtig machte. Aber auch später in Deutschland mussten ehemalige Wolfskinder erleben, dass andere ihre Erinnerungen nicht nachvollziehen oder einordnen konnten, standen sie doch jenseits der eingeübten Aufteilungen von Tätern und Opfern. Für die ehemaligen Wolfskinder war dies wie ein zweites Trauma: Ihre Geschichte wurde nicht gehört, ihre Verlassenheit verdoppelte sich dadurch. Der Historiker Christopher Spatz, der die Geschichte der Wolfskinder erforscht und mit vielen von ihnen Interviews geführt hat, hat dafür den Begriff der «Erinnerungseinsamkeit» gebildet. Typisch dafür ist dieser Bericht:

> **Ich habe auch versucht, darüber zu sprechen. Aber meine Söhne sind rausgelaufen, die konnten das nicht anhören. Meinem Mann durfte ich gar nichts sagen, der hat sich die Ohren zugehalten, mich angeschrien und gesagt, erzähle mir nichts. Ich ertrage das nicht. Und die Nachbarinnen haben mir gesagt, ich fantasiere. Im Frauenforum in der Kirche habe ich mich irgendwann getraut und vor allen erzählt, dass mir die Erlebnisse aus Ostpreußen und Litauen bis heute schwer auf der Brust liegen. Der Pastor meinte, ich würde mich in meinem Geschädigtsein suhlen.**

Nach dem Zusammenbruch des sowjetischen Imperiums 1989 begannen sich viele Wolfskinder aus ihrer Erinnerungseinsamkeit zu lösen. Jetzt erst offenbarten sie ihren litauischen Ehepartnern und Kindern, dass sie eigentlich Deutsche waren. Langsam wurde ihre Geschichte ein öffentliches Thema. Historiker konnten in Archiven forschen und Zeitzeugen befragen. Zeitungen, Zeitschriften und das Fernsehen berichteten. So schwer es den Betroffenen fiel, diese Artikel zu lesen, Dokumentationen anzusehen oder gar selbst Interviews zu geben, half ihnen dies doch aus ihrer Isolation, denn jetzt erhielten ihre verschütteten Erinnerungen eine Rahmenerzählung, ein plastisches Bild, einen allgemein bekannten, wenn auch für manche anstößigen Namen: Wolfskind. Vor allem aber begannen sie, sich selbst zu organisieren und für ihre Rechte einzutreten. In Litauen gründete sich der Selbsthilfeverein «Edelweiß», der für eine Entschädigung und die Wiederzuerkennung der deutschen Staatsangehörigkeit kämpfte – auch mit Hilfe der «Gesellschaft für bedrohte Völker». Der deutsche Staat reagierte schleppend, dabei gehört zur Therapie der Erinnerungseinsamkeit auch die politische Anerkennung des Leids und der Ansprüche der Betroffenen.

Das Wichtigste im Umgang mit Erinnerungseinsamkeit aber ist ein Mensch, der zuhört. So hat es ein ehemaliges Wolfsmädchen erlebt. Sie war schon eine ältere Frau, als sie einmal mit ihrem Mann nach Gran Canaria fuhr. Dort freundete sie sich mit einer anderen deutschen Urlauberin an. Eines Tages gingen die beiden Frauen zum Baden ins Meer. Herrlich entspannend war es, in den warmen, leichten Wellen zu stehen: «Wir wollen gar nicht wieder raus. Erzählen uns über eine Stunde was von hüben und drüben. Und dann erzähle ich auf einmal auch so das Prekäre und weine, weil das plötzlich alles so rauskommt. Da sagt sie nur: ‹Ich glaube dir, erzähle ruhig weiter.›»

Auf der Flucht: Vier Etappen

Es gibt vier Etappen der Flucht: aufbrechen, unterwegs sein, ankommen, erinnern. Und alle sind einsam.

2015 musste Widad Nabi (geb. 1985), eine kurdische Syrerin, aus

Aleppo fliehen. Sie kam in die Türkei, überwand das Mittelmeer und gelangte schließlich nach Deutschland. In einem Gedicht spricht sie von den Blumen, die sie hinter sich gelassen hat.

Der Ort von Erinnerung beleuchtet
Für unsere Häuser, die wir verließen bei jeder Zerstörung und
Bombardierung.
1
Traurig ist, dass du die Ruinen deines Hauses im Traum besuchst
und zurückkehrst ohne Staubspuren an deinen Händen.
2
Zärtlich ist,
dass du die verwelkten Blumen gießt
im Nachbargarten,
weil die Blumen deines Hauses
ohne Wasser unter Bomben starben.
…
5
Nur das Wasser allein
weiß, warum die Blumen weinen
auf den Balkonen der glücklichen Familien,
die wir verlassen haben.

Unterwegs hat der vertriebene, verjagte und verbannte Mensch keine Zeit, um unbefangen auf andere Menschen zuzugehen, neue Bekanntschaften oder gar Freundschaften zu schließen. Stets sind sie dem Zweck der Flucht untergeordnet. Andere sollen ihm ein Dach für die nächste Nacht verschaffen, etwas zu essen, eine Mitreisegelegenheit oder ein Schlupfloch. Dann geht es gleich weiter. Es ist klug, anderen grundsätzlich mit Misstrauen zu begegnen. Denn die, an denen er vorbeikommt und die selbst sicher wohnen, schauen ihrerseits mit Misstrauen, in einer Mischung aus Angst und Feindseligkeit, auf ihn, das lebende Spiegelbild ihrer Albträume. Auch zu den anderen Flüchtlingen wird es keine dauerhafte Verbindung geben. Am Ende sind sie doch eher Konkurrenten. Nur auf eine Notgemeinschaft auf Zeit ist zu hoffen. So ist man auf diesem langen, windungsreichen Weg sich selbst der einzige Nächste.

Kommt der Mensch schließlich an einem sicheren Ort an, hat er damit noch längst keine Heimat gewonnen, selbst wenn er seine Familie wieder um sich versammelt hätte. Denn die, bei denen er nun wohnt, kennen ihn nicht, brauchen ihn nicht, haben sich ihn nicht herbeigewünscht. Er selbst ist viel zu beschäftigt damit, für das Nötigste zu sorgen, und trägt schwer an der Geschichte seines Unglücks. Wenn er Glück hat, sind seine Kinder jung genug, um Wurzeln zu schlagen in der fremden Erde. Der deutsche Exilant Max Herrmann-Neisse, der 1933 in London ankam, hat dies so in Worte gefasst:

Einsam treiben wir von Land zu Lande,
überall der ungebetene Gast.
Einsam bleiben wir, der Heimat Schande
Beugt den Rücken uns mit schwerer Last.
Teilnahmslos lauscht unsern Trauerchören
Eine Welt, die unser Leid nicht faßt,
nicht, was unser Leben liebt und haßt.
Niemals werden wir dazu gehören.

Als vierte Etappe der Flucht schließt sich das Erinnern an. Auch dies ist eine Zeit der Einsamkeit, denn es gibt niemanden, mit dem man seine Geschichten teilen könnte. Dabei ist Flucht eine Menschheitsgeschichte, erlebt und durchlitten von Männern, Frauen, Mädchen und Jungen in verschiedenen Ländern und Zeiten, aber immer in diesen vier Schritten. Aus der Ferne nimmt der Betrachter vor allem die Gefahr für Leib und Leben wahr, die Gewalt, die Armut, den Hunger. Meist übersieht er dabei den inneren Schmerz dieser Menschen, die verstoßen wurden, verlassen sind, ausgeschlossen bleiben.

Im Zimmer: Die japanischen Hikikomori

Ein verstörendes Beispiel dafür, wie weit Literatur wirken kann, kommt aus dem Japan der Gegenwart. Dort gibt es Menschen – vor allem jüngere und mittelalte Männer –, die sich in Gregor Samsa wiedererkennen, dessen Geschichte 1912 Franz Kafka in seiner Erzählung *Die Verwandlung* erzählt hat. Sie beginnt so:

> **Als Gregor Samsa eines Morgens aus unruhigen Träumen erwachte, fand er sich in seinem Bett zu einem ungeheueren Ungeziefer verwandelt. Er lag auf seinem panzerartig harten Rücken und sah, wenn er den Kopf ein wenig hob, seinen gewölbten, braunen, von bogenförmigen Versteifungen geteilten Bauch, auf dessen Höhe sich die Bettdecke, zum gänzlichen Niedergleiten bereit, kaum noch erhalten konnte. Seine vielen, im Vergleich zu seinem sonstigen Umfang kläglichen dünnen Beine flimmerten ihm hilflos vor den Augen. «Was ist mit mir geschehen?» dachte er. Es war kein Traum.**

Gregor Samsa kommt nicht mehr aus dem Bett, nicht mehr aus seinem Zimmer. Er ist so unansehnlich geworden, dass seine Familie ihn wie einen Gefangenen hält. All ihre Erwartungen hat er enttäuscht, er ist zu nichts mehr nutze, nur noch eine Schande. Anfangs versorgt sie ihn noch mit Essen und Trinken, doch bald möchte sie bloß, dass es ihn nicht mehr gibt. Niemand hört ihm zu, keiner hilft ihm zurück in ein menschliches Leben, in die Gesellschaft.

So fühlen sich auch Japaner, die unter extremer Einsamkeit leiden. Ein Achtundfünfzigjähriger, der drei Jahrzehnte wie Kafkas Käfer gelebt hat, war seltsam froh, als er diese weltberühmte Geschichte für sich entdeckte und so ein Bild fand, in dem er sein Leiden spiegeln konnte. Schon fühlte er sich etwas weniger allein und unverstanden. Ähnlich reagierte er, als es endlich ein Wort für ihn gab und ihm bewusst wurde, dass er nicht der Einzige war: «Hikikomori».

Dieser Begriff wurde Ende des 20. Jahrhunderts von dem japanischen Psychiater Tamaki Saito geprägt und lässt sich mit «die Zurückgezogenen» übersetzen. Hikikomori sind Menschen, die lange Zeit in radikaler Selbstisolierung leben. Dem Klischee nach handelt es sich um junge Nerds, die nicht aus ihren Kinderzimmern herauskommen, ihre Zeit mit Computerspielen verbringen und denen die Mutter Essen und Trinken vor die Zimmertür stellt. Hinter diesem Klischeebild verbirgt sich eine ernsthafte psychische Störung, eine Mischung aus massiven Ängsten, inneren Lähmungen, einer tiefen Scham, Gefühlen von Versagen und Schuld, Depression. Sie nimmt die Hikikomori gefangen, so dass sie kaum noch hinausgehen, lässt alle alten Kontakte absterben und verhindert, dass neue hinzukommen. Lebenstüchtigkeit, Handlungs- und Sprachfähigkeit gehen verloren ebenso wie jede Erfahrung von Freude, Sinn oder sexueller Erfüllung.

Eine wesentliche Ursache ist der hohe Erwartungs- und Anpassungsdruck, der in der japanischen Gesellschaft herrscht. Wer in der

Schule nicht mitkommt, Prüfungen nicht besteht, keinen Studienplatz an einer guten Universität erhält oder ihn nicht zu nutzen vermag, keine Arbeit findet, keine Familie gründet – wer also all die Schritte nicht vollzieht, die zu einem konventionellen bürgerlichen Lebenslauf gehören, der droht sein Gesicht zu verlieren. Das kann dazu führen, dass er sein Gesicht gar nicht mehr zeigt. Um Beschämung zu vermeiden, werden Begegnungen vermieden. Das ist zum Teil ein Wohlstandsphänomen, denn in der bessergestellten Mittelschicht können Eltern ihre Kinder weit über das Studium hinaus versorgen. Es hat aber auch mit wirtschaftlicher Verunsicherung zu tun, denn heute gibt es nicht mehr die Garantie, bei einer Firma eine lebenslange Anstellung zu erhalten, man kann also leichter herausfallen. Eine weitere Ursache scheint eine schwierige Beziehung zu den Eltern zu sein, etwa eine allzu enge Bindung an die Mutter. Überhaupt ist das Leiden des Hikikomori eine Familienkrankheit. Eltern erkennen sie entweder nicht früh genug oder fördern sie sogar, indem sie aus Angst, durch das «Scheitern» des Kindes selbst beschämt zu werden, dieses bei sich verstecken und mit dem Nötigsten versehen.

Als Außenstehender kann man kaum nachvollziehen, wie ein Hikikomori lebt, wie er seine Zeit zubringt, was er tut. Er tut nämlich – nichts. Er lernt nicht, geht keiner Arbeit nach, trifft keine Freunde, treibt keinen Sport, geht nicht hinaus, jedenfalls nicht am Tag, wenn er alten Bekannten begegnen könnte, schläft am Tag, ist nachtaktiv, aber nicht wirklich aktiv. Zumeist sitzt und liegt er bloß da, atmet, trinkt und isst, aber ohne Genuss, scheidet aus, vertreibt sich die Zeit, natürlich oft am Computer. «Wir können schon hinausgehen», erklärt einer von ihnen, «aber nur an Orte, wo wir uns sicher und unbeobachtet fühlen», zum Beispiel Bibliotheken, Bahnhöfe oder von Ausländern geführte Cafés.

Seit etwa zwei Jahrzehnten sind die Hikikomori in Japan ein öffentliches Thema. Wenn man das Kriterium zugrunde legt, dass man im vergangenen Halbjahr die eigene Wohnung nicht oder kaum verlassen hat, gelten zwischen 1,5 bis 2 Prozent aller Japaner als Betroffene. Das wären über 600 000 Menschen. Die durchschnittliche Dauer des Zurückgezogenseins soll vierzehn Jahre betragen. In der großen Mehrheit sind es Männer, aber die Anzahl weiblicher Hikikomori nimmt zu. Es mag überraschen, aber die Gefahr, zum Hikikomori zu werden, ist auf dem Dorf nicht geringer als in der Großstadt.

Viel zu oft begegnet man den Hikikomori immer noch mit Verachtung, als wären sie faule und unfähige junge Männer. Dabei müsste sich die Gesellschaft fragen, wie es sein kann, dass so viele Menschen an der Schwelle zwischen Jugend und Erwachsensein verloren gehen. Es sind ja nicht lediglich «Zurückgezogene», man kann Hikikomori auch mit «Ausgestoßene» übersetzen. Die Gesellschaft müsste diesen Menschen deshalb viel mehr Türen öffnen, psychosoziale Unterstützung anbieten, Selbsthilfegruppen gründen – vor allem aber einen anderen Umgang mit Scham und Scheitern einüben.

Das wird immer dringlicher, denn die Hikikomori und ihre Eltern werden immer älter. Man spricht in Japan vom «8050-Problem». Wenn Vater und Mutter achtzig Jahre alt werden und das zurückgezogen-ausgestoßene Kind die fünfzig erreicht, dann kann es bald nicht mehr so weitergehen. Die Eltern werden pflegebedürftig oder sterben. Manchmal kommt es zu Familientragödien, die zu lauten Schlagzeilen führen: Ein Hikikomori hat seine alte Mutter getötet, oder Eltern töten ihren Sohn aus Angst, ihn nicht mehr behüten oder kontrollieren zu können. Das führt zu der problematischen Fehlwahrnehmung, diese Menschen wären vor allem ein Sicherheitsproblem. Dabei ist die Kriminalitätsrate bei Hikikomori extrem niedrig, denn es sind ja innerlich gelähmte und sozial isolierte Menschen, die am ehesten sich selbst Gewalt antun.

Radikal isolierte Menschen gibt es nicht nur in Japan, sondern natürlich auch in Europa und den Vereinigten Staaten von Amerika. Auch hier werden sie meist erst dann wahrgenommen, wenn es zu einer spektakulären Gewalttat kommt – etwa bei Terroranschlägen durch «Loner», psychisch verstörte Einzelgänger, oder «Incels», unfreiwillig zölibatär lebende und hasserfüllte Männer. So gefährlich diese auch sein mögen, verhindert doch die Fokussierung auf sie, dass das tiefe und weitverbreitete Leiden auch der westlichen Hikikomori angemessen wahrgenommen und Hilfe geleistet wird.

Wer eine Ahnung von der tiefen Traurigkeit eines solchen Lebens und etwas Mitgefühl für diese Menschen gewinnen will, der sollte Kafkas *Verwandlung* lesen. Er kann sich aber auch Martin Scorseses Klassiker *Taxi Driver* von 1976 anschauen. In dem Film spielt der junge Robert de Niro den New Yorker Taxifahrer Travis Bickle, der aus seiner Isolation nicht mehr herausfindet. Traumatisiert aus dem Vietnamkrieg zurückgekehrt, leidet er an chronischer Schlaflosigkeit. Also fährt er nachts Taxi. Er verliebt sich hoffnungslos in die Mitarbeiterin eines Politikers, dann will er eine minderjährige Prostituierte aus den Fängen ihres Zuhälters befreien – das alles endet in einem Blutbad. Doch aussagekräftiger als dieser dramatische Schluss ist der Eingangsmonolog, den der Drehbuchautor Paul Schrader geschrieben hat. Darin findet sich eine bemerkenswerte literarische Anspielung an Thomas Wolfe. Dieser war eine der großen literarischen Hoffnungen der USA, bevor er 1938 mit nur achtunddreißig Jahren starb. In einem eindrucksvollen Essay von ihm über die Einsamkeit steht der Satz: «Die Grundüberzeugung meines Lebens besteht in dem Glauben, dass Einsamkeit, weit davon entfernt, nur ein seltenes und seltsames Phänomen zu sein, die zentrale und unvermeidliche Tatsache menschlicher Existenz darstellt.» Den Titel des Essays, *God's Lonley Man*, hat sich Drehbuchautor Paul Schrader geborgt und ihn Robert de Niro in den Mund gelegt.

Travis Bickle fährt also in seinem Taxi durch das nächtliche New York, Jazzmusik spielt im Hintergrund, da spricht er aus dem Off, was er in sein Tagebuch geschrieben hat:

> **Loneliness has followed me my whole life. Everywhere. In bars, in cars, sidewalks, stores, everywhere. There's no escape. I'm God's lonely man.**

Unsichtbar werden: Greta Garbo und Marlene Dietrich

Traditionsreiche Klöster haben sich geleert, uralte Einsiedeleien sind längst verwaist. Doch immerhin zwei weltberühmte Einsiedlerinnen hat das 20. Jahrhundert hervorgebracht. Die erste war Greta Garbo. 1905 als armer Leute Kind geboren und in einem Stockholmer Slum aufgewachsen, hatte die Not ihr früh das Lebensgrundgefühl der Einsamkeit eingeprägt. Doch ihre Schönheit konnte nicht unbemerkt bleiben. Mit fünfzehn Jahren trat sie in einem Werbefilm auf, es folgten schwedische und deutsche Kinofilme. Dann ging es 1925 nach Hollywood. Aus der jungen Schwedin – fast noch ein Mädchen –, die anfangs kein Wort Englisch sprach, wurde der erste und größte weibliche Star der Unterhaltungsindustrie. Ihr gelang sogar der heikle Wechsel vom Stumm- zum Tonfilm. Mit sagenhaft erfolgreichen Filmen wie *Mata Hari* (1931) oder *Grand Hotel* (1932) wurde sie zum Inbild der geheimnisvollen Verführerin. Aber es war nicht nur ihre makellose Schönheit und ihre provokative Erotik, die die Zuschauer in den Bann schlug. Als Erste verstand sie, worauf es für eine Schauspielerin im Film ankam. Nicht mit großen Gesten sollte sie für das Publikum auf den Rängen agieren, sondern intim und intensiv nur für die Kamera spielen. Das vermochte sie wie keine andere allein mit ihrem Blick, ihren unergründlichen Augen, in denen ein inneres Licht, eine unendliche Sehnsucht zu leuchten schien.

Das war nicht nur gespielt. Auch im wirklichen Leben umgab Garbo eine Aura des Alleinseins. Am Set soll sie sich kollegial und nicht wie eine Diva verhalten haben. Aber sie pflegte keine Freundschaften mit anderen Schauspielern und entwickelte die Eigentümlichkeit, bei Aufnahmen möglichst unbeobachtet bleiben zu wollen. Besucher am Set waren nicht erlaubt, nicht einmal der Studioboss, selbst die technischen Mitarbeiter sollten ihr beim Spielen nicht zuschauen dürfen. Denn: «Nur wenn ich ganz für mich bin, wird mein Gesicht Dinge tun, die ich gewöhnlich nicht tun kann.» Auch vom gesellschaftlichen Betrieb Hollywoods hielt sie sich fern, ging nicht auf Partys, nahm nicht einmal an Oscar-Verleihungen teil, scheute den Kontakt zum Publikum, gab Fans keine Autogramme und Journalisten keine Interviews: «Soweit ich mich erinnern kann, wollte ich von Kindheit an allein sein.»

Unnahbarkeit war ihr hervorstechender Wesenszug, der existentielle Kern ihrer Kunst, auch ihr Markenzeichen und schließlich eine Last und ein Wettbewerbsnachteil. Schon Ende der 1930er-Jahre galt Greta Garbo als «Kassengift». Die Abstände zwischen den Engagements wurden größer, bis sie mit *Two-Faced Woman* 1941 nach Ansicht der Kritiker einen Flop landete. Davon sollte sie sich nicht mehr erholen. Sie war jetzt sechsunddreißig Jahre alt, hatte insgesamt achtundzwanzig Filme gedreht. Einen neunundzwanzigsten würde es nicht mehr geben. Nicht, dass sie keine Angebote bekommen hätte. Aber es wurde entweder nichts daraus, oder sie sagte selbst ab.

Aber kann eine junge Göttin einfach so in den Ruhestand gehen? Greta Garbo tat das Einzige, was ihr möglich war. Sie führte einige Jahre das ruhelose, trübe Leben einer sehr reichen Frau, reiste von einem mondänen Ort zum nächsten und verbrachte die Zeit mit anderen reichen Menschen. Sie hatte durchaus Freundschaften, allerlei Affären mit Männern und auch Frauen. Aber sie fand kein Zuhause, ging keine bleibende Bindung ein, gründete keine Familie, ergriff keinen neuen Beruf. 1954 zog sich Garbo, mit fast fünfzig Jahren, in ihre New Yorker Wohnung zurück. Berühmt wurde ihr Ausspruch: «Ich habe nie gesagt: ‹Ich will allein sein.› Ich habe gesagt: ‹Ich will allein gelassen werden› – das ist ein Riesenunterschied.» Den wenigen verbliebenen Freunden erschien sie nun wie eine Eremitin. Doch während die früheren, religiösen Eremiten sich aus der Welt der Menschen entfernten, um ein inneres Gebiet zu entdecken, in Stille und Meditation ein anderes Glück zu suchen, war da bei Garbo nichts – außer Einsamkeit und Spazierengehen.

In den letzten dreißig Jahren ihres Lebens lief sie täglich durch die Straßen von New York. Dabei zog sie sich betont unscheinbar an: flache Schuhe, dunkler, langer Kittelmantel, breitkrempiger Hut, Sonnenbrille, mal eine Handtasche oder Plastiktüte in der Hand. So zog Garbo los: zu Lebensmittelläden, Kaufhäusern, Antiquitätengeschäften, Flohmärkten, Kunstgalerien. Meist kaufte sie nichts, stöberte nur und zog schweigend weiter. Mal hielt sie an und sprach mit einem Hund, der ausgeführt wurde, nicht mit seinem Halter. Bettlern gab sie häufig etwas, ohne ein Wort an sie zu richten. Die gleichmäßige Bewegung mag ihr gut getan, Unruhe und Druckgefühle abgebaut haben. Zudem gab sie ihr die Möglichkeit, unter Menschen und zugleich für sich zu sein. Nirgendwo kann man so allein sein, ohne sich isoliert zu fühlen, wie im Gedränge einer Großstadt.

In all diesen Jahren war es gar nicht schwer, Garbo bei ihren Spaziergängen durch New York zu begegnen. Dabei wollte sie nicht bedrängt oder angesprochen werden, hat aber vielleicht doch erwartet, dass man sie trotz ihres unglamourösen Aufzugs erkennt. Doch groß war ihre Angst, von «Kunden» – sie sprach nicht von «Fans» oder «Verehrern» – behelligt zu werden. Dabei waren zwei Arten von «Garbo-Beobachtern» zu unterscheiden: die passiven, die sie aus der Ferne ehrfürchtig ansehen wollten, und die aggressiven, die sie jagten. Paparazzi machten ein Geschäft daraus und verkauften Zeitschriften Fotos einer älteren Dame, an der nur eine bittere Miene und ein zusammengepresster Mund auffällig waren. Das muss für Garbo sehr verletzend gewesen sein, denn sie wollte doch nur eines: in Ruhe und allein gelassen werden. Sie verfolgte ja ein Ziel: «Ich will den Mythos am Leben erhalten.» Dafür musste das eigene, wirkliche, menschliche, alternde Bild vor der Öffentlichkeit verborgen werden.

Federico Fellini hat über Greta Garbo gesagt: «Sie war immer ein unerreichbarer lebender Mythos. Ich würde sie die Gründerin eines religiösen Ordens namens ‹Kino› nennen. Sie gab dem Kino die Heiligkeit einer Messe.» Doch von ihrer Kunst sind heute nur ausgewählte Standfotos oder einzelne Nahaufnahmen in Erinnerung geblieben. Waren fünfzig Jahre strikter Selbstisolierung das wert?

Vielleicht aber war genau dies das ihr gemäße Leben, entsprach es doch der Einsamkeit, in der sie als Kind einer armen Familie in einer schlechten Nachbarschaft von Stockholm aufgewachsen war.

Marlene Dietrich war vier Jahre älter als Greta Garbo. 1901 in Berlin geboren, wuchs sie in bürgerlichen Verhältnissen auf, wurde preußisch erzogen, erhielt als Kind und Jugendliche eine solide musikalische Ausbildung. Fünf Jahre später als Greta Garbo kam sie 1930 nach Hollywood als ein Show-Profi mit großen Theater- und Filmerfolgen in Österreich und Deutschland. Mit ihrer Tochter verstieß sie unbekümmert gegen ein ehernes Gesetz der damaligen Unterhaltungsindustrie: Ein Star hat keine Kinder!

Ähnlich wie Greta Garbo, die sie übrigens nie kennengelernt hat, drohte Dietrich Ende der 1930er-Jahre unpopulär zu werden. Doch gelang es ihr, sich andere Berufsfelder zu erschließen. Ihre wohl beglückendsten Erfahrungen machte sie ausgerechnet während des Zweiten Weltkriegs. Als Truppenbetreuerin besuchte sie mit einer Einsatzfreude wie niemand sonst US-amerikanische Soldaten in Afrika und Europa, sang für sie, unterhielt sie, stärkte ihre Moral, zeigte ihnen, dass die Heimat sie nicht vergessen hatte. Nie habe sie solch einen intensiven Kontakt zu ihrem Publikum gehabt. Das Filmemachen gab sie nicht auf. Wichtiger aber wurde nach dem Krieg eine neue Karriere als Sängerin. Mit den besten Komponisten und Arrangeuren ihrer Zeit entwickelte sie Shows, die sie um die ganze Welt führten. Bis zu ihrem fünfundsiebzigsten Lebensjahr gab sie Konzerte auf der ganzen Welt. Mit achtundsiebzig Jahren hatte sie – neben David Bowie – einen letzten Filmauftritt. Dann ließ sie selbst den Vorhang fallen, endgültig.

Da auch sie den Mythos ihres Images am Leben erhalten und nicht durch öffentlich sichtbares Altern beschädigen wollte, zog sie sich in ihre Pariser Wohnung zurück. Lebend sollte sie diese nicht mehr verlassen – nicht einmal zu gelegentlichen Spaziergängen durch die Straßen von Paris. Die alte Marlene Dietrich war auf einmal unsichtbar geworden. Da sie nur stürzen konnte, wenn sie vorher aufgestanden war, so erklärte sie bissig, habe sie sich entschieden, einfach liegen zu bleiben und das Bett nicht mehr zu verlassen. So hielt sie es mit preußischer Disziplin durch, von 1979 bis zu ihrem Tod 1992. Dies war ein so radikaler Rückzug, dass er ihren wenigen Vertrauten «fast schon als religiös» erschien. In der Tat, er erinnert an die exzentrische Askese einiger Heiliger. Dazu passt, dass Marlene Dietrich kein breites Prachtbett besaß, wie man es für angemessen gehalten hätte, sondern nur ein schmales Feldbett. Übrigens half ihr ein eigens angefertigter Greifarm dabei, es – außer zu Toilettengängen – nicht verlassen zu müssen.

Ertragen ließ sich dieses Leben nur mit Alkohol und Tabletten. Im Rausch neigte Marlene Dietrich nicht eben zur Freundlichkeit. Nur über das Telefon hielt sie noch Kontakt zur Außenwelt. Für die Angerufenen war das eine Last. Ihre Tochter soll sie zwanzig bis dreißig Mal am Tag angerufen haben. Nach dreizehn Jahren der Selbstisolierung starb sie, wahrscheinlich durch eine Überdosis Schlaftabletten. Anders als bei Greta Garbo trauerten in Paris und in Berlin viele Menschen um sie.

Bei ihrem sozialen Suizid werden absolute Professionalität, höchster künstlerischer Anspruch, Schönheitsstolz, preußische Zwanghaftigkeit, machtgetriebenes Kontrollbedürfnis und depressive Tendenzen zusammengewirkt haben. Aber es gab auch keinen nahen Menschen, der mit ihr gern zusammen gewesen wäre.

Ins Grab: Einsame Bestattungen

Der Inbegriff endgültiger Einsamkeit ist eine Beerdigung, zu der niemand kommt. Doch was für Menschen früher ein Albtraum war, ist heute längst zur Normalität geworden. Immer mehr Verstorbene werden ohne einen Abschied bestattet. Branchenkenner gehen davon aus, dass es zum Beispiel in Hamburg für etwa 51 Prozent aller Toten keinen Ritus, kein Wort, keine Musik, keine Feier gibt – weder kirchlich noch säkular. Hört man sich bei Bestattern, Pfarrern, Rednern und Friedhofsverwaltern in Berlin um, ergibt sich ein ähnliches Bild. Auf dem Land und in Kleinstädten mag es noch anders sein, aber in deutschen Großstädten wird anscheinend fast die Mehrheit der Toten sang- und klanglos unter die Erde gebracht. Zwar wird in den Medien regelmäßig über den Wandel der Begräbnisformen berichtet: über den Trend zu mehr Urnenbeisetzungen, anonymen Gräbern, Bestattungen in Wäldern und im Meer oder das bloße Verstreuen der Asche wie in den Niederlanden. Doch darüber, dass vorher bei sehr vielen Menschen einfach nichts mehr geschieht, ist wenig zu hören.

Wahrscheinlich tragen vor allem vier Gruppen von Verstorbenen zu diesem Trend bei. Da sind erstens die Sozialbestattungen: Der Verstorbene war mittellos, er hat keine Angehörigen oder diese sind ebenfalls arm oder entziehen sich ihrer Bestattungspflicht; in diesem Fall müssen die Kommunen einspringen. Aber viele haben diesen Posten aus ihren Sozialetats gestrichen. Dann bleibt nur noch der «stille Abtrag»: Der Tote wird verbrannt und allein von einem Friedhofsmitarbeiter in einem anonymen Gräberfeld beigesetzt, meist in einer Sammelbestattung. Eine Trauergemeinde kommt dafür nicht zusammen. In Berlin gibt es immerhin die Sitte einer «stillen Beisetzung»: Der Termin wird bekannt gegeben, so dass Menschen dabei sein können. Doch außer, dass die Urne in die Erde gebracht wird, geschieht nichts.

Zweitens gibt es die Ordnungsamtsbestattungen. Hier ist nicht Armut das Problem, sondern Einsamkeit und fehlende Vorsorge: Der Verstorbene hatte keine bestattungspflichtigen Angehörigen oder niemanden mit der Aufgabe betraut, für einen angemessenen Abschied zu sorgen. Dann kommt es innerhalb von zwei Wochen zur «Beisetzung von Amts wegen». In Hamburg ist dafür das Umweltamt verantwortlich, dem die Friedhöfe zugeordnet sind. Bis interessierte Nachbarn oder Freunde, wenn es sie denn gibt, davon erfahren und sich möglicherweise entscheiden, aktiv zu werden, ist die Leiche schon fachgerecht entsorgt.

Eine dritte Gruppe bilden die Hochbetagten, die keine Feier wollen. Einige mögen nur den Wunsch haben, dass alles zu Ende ist. Andere haben niemanden mehr, für den die Mühe sich lohnen würde. Sie waren selbst schon die Letzten ihrer Familie oder ihres Freundeskreises. Von vielen aus der Kriegs- und Flüchtlingsgeneration hört man zudem immer wieder diese beiden Sätze: «Ich will niemandem zur Last fallen» und «Macht doch kein Aufhebens um mich». Es ist nicht leicht, sie zu deuten. Sie können ein Zeichen von nüchterner Vernünftigkeit sein: Was von Familie und Freundeskreis übrig ist, lebt so weit verstreut oder ist schon so alt, dass man es keinem zumuten will, sich auf den Weg zu machen. Man kann diese Sätze aber auch als Ausdruck einer generationstypischen Resignation verstehen, die in lang zurückliegenden Verletzungen wurzelt. Manchmal jedoch kann man auch einen indirekten Ruf nach Zuwendung heraushören. Deshalb ist es für Hinterbliebene so schwer, mit diesem «letzten Willen» umzugehen.

Der Abschied vom Abschied ist viertens längst in der Mitte der Gesellschaft angekommen: Da stirbt ein Mensch mittleren Alters, er wurde geliebt, nun wird um ihn getrauert, doch herrscht in der Familie eine solche Sprachlosigkeit und Unsicherheit, dass sie lieber nichts dazu sagt oder unternimmt. Man weiß nichts mit diesem erschütternden Ereignis anzufangen, so lässt man den Bestatter allein seine Arbeit tun und kehrt selbst schnell wieder in den Alltag zurück. Es ist keineswegs nur eine Frage des Geldes, ob ein Verstorbener feierlich beigesetzt wird, sondern es hängt viel grundsätzlicher von der Einstellung zum Leben und zum Tod ab.

Nun könnte man kühl fragen, ob sich denn eine Trauerfeier lohnt, wenn ein Mensch lange vor seinem leiblichen einen sozialen Tod gestorben ist und niemand da ist, der um ihn trauert. Dabei drängt sich die Rückfrage auf, ob es nicht zur Würde eines Menschen gehört, dass sich nach seinem Tod Menschen um ihn versammeln und seinen Namen nennen, auch wenn sie keine Beziehung zu dem Verstorbenen hatten. Erst recht stellt sich die Frage nach der Würde des Verstorbenen, wenn es Trauernde gibt, die sich einer Trauerfeier entziehen oder sie «im engsten Familienkreise» stattfinden lassen und damit anderen Trauernden die Möglichkeit vorenthalten, Abschied zu nehmen.

Für die Kirchen ist es seit jeher eines der wichtigsten christlichen «Werke der Barmherzigkeit», möglichst vielen Menschen ein angemessenes Begräbnis zu verschaffen. Dies hat entscheidend zum Missionserfolg der antiken Kirche beigetragen. In Mittelalter und früher Neuzeit sorgten die Kirchhöfe dafür, dass die Gemeindeglieder in «geweihter Erde» ihre letzte Ruhestätte fanden. Doch liegt darin heute eine Aufgabe für die ganze Gesellschaft. Eine der großen Leistungen des modernen Sozialstaats war es, seit dem 19. Jahrhundert auf kommunalen Friedhöfen auch den Armen eine anständige Beerdigung und ein eigenes Grab zu geben. Dieser christlich-humanitäre Fortschritt steht in Frage, wenn immer mehr Menschen mit ihrem Tod direkt in die Namenlosigkeit fallen.

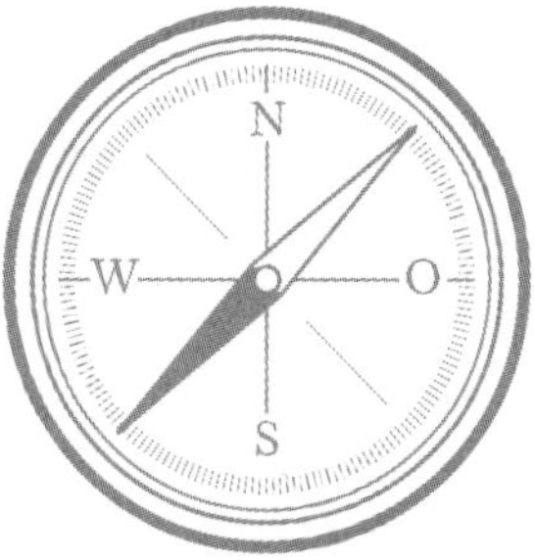

NORDOSTEN

6. Ankerplätze im Mahlstrom

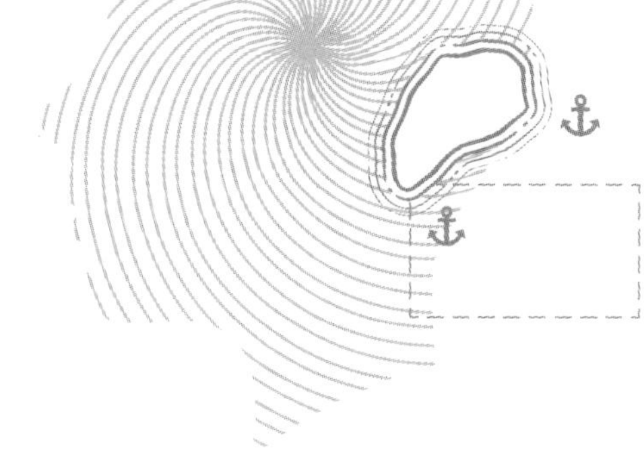

Musik war mein Zufluchts-
ort. Ich konnte mich in den
Raum zwischen den Noten
verkriechen und der Ein-
samkeit den Rücken ent-
gegenkrümmen.

Maya Angelou

Gedichte: Erich Kästner und Mascha Kaléko

In Gedichten über die Einsamkeit wird oft ein eigentlich schmerzlicher Zustand mit tieferen Bedeutungen aufgeladen und idealisiert. Mitunter verbindet sich damit eine Selbstüberhöhung des Dichters, der seine Einsamkeit wie ein priesterliches Amt betreibt. So dichtet der junge Rainer Maria Rilke:

Du meine heilige Einsamkeit,
du bist so reich und rein und weit
wie ein erwachender Garten.
Meine heilige Einsamkeit du –
halte die goldenen Türen zu,
vor denen die Wünsche warten.

Auf die Masse der dumpf Geselligen und künstlerisch Uneingeweihten kann man von dieser Warte aus nur höchst ungnädig herabschauen. So klingt es auch in Gottfried Benns Hymne *Einsamer nie:*

Wo alles sich durch Glück beweist
und tauscht den Blick und tauscht die Ringe
im Weingeruch, im Rausch der Dinge –:
dienst du dem Gegenglück, dem Geist.

Mit dem, was Menschen üblicherweise in einer Lebensphase der Einsamkeit erleben, empfinden und denken, hat dies wenig zu tun. Doch es gibt auch Dichter, die ehrlich, genau und lebensnah über die Einsamkeit in all ihrer Härte, Alltäglichkeit und Sinnlosigkeit gedichtet haben. Einer von ihnen war Erich Kästner.

Apropos, Einsamkeit!

Man kann mitunter scheußlich einsam sein!
Da hilft es nichts, den Kragen hochzuschlagen
und vor Geschäften zu sich selbst zu sagen:
Der Hut da drin ist hübsch, nur etwas klein …

Da hilft es nichts, in ein Café zu gehn
und aufzupassen, wie die andren lachen.
Da hilft es nichts, ihr Lachen nachzumachen.
Es hilft auch nicht, gleich wieder aufzustehn.

Da schaut man seinen eignen Schatten an.
Der springt und eilt, um sich nicht zu verspäten,
und Leute kommen, die ihn kühl zertreten.
Da hilft es nichts, wenn man nicht weinen kann.

Da hilft es nichts, mit sich nach Haus zu fliehn
und, falls man Brom zu Haus hat, Brom zu nehmen.
Da nützt es nichts, sich vor sich selbst zu schämen
und die Gardinen hastig vorzuziehn.

Da spürt man, wie es wäre: Klein zu sein.
So klein, wie nagelneue Kinder sind!
Dann schließt man beide Augen und wird blind.
Und liegt allein …

Kästner hat dieses Gedicht 1929 geschrieben. Da war er dreißig Jahre alt und gerade in Berlin zu einem überaus produktiven und prominenten Autor aufgestiegen. Im selben Jahr veröffentlichte er sein wunderschönes Kinderbuch *Emil und die Detektive*. Einsam kann er damals im Berlin der Zwanzigerjahre eigentlich nicht gewesen sein. Trotzdem gelingt ihm eines der wahrhaftigsten deutschen Gedichte zur Einsamkeit. Es beginnt damit, dass es sein Thema eher beiläufig – «apropos» – vorstellt, also von vornherein jede Stilisierung und Überladung klug vermeidet. Dann findet es typische Situationen und sprechende Details, in denen die ganz profane Not des Alleinseins aufscheint. So entfaltet es ein Bild, dem man nicht widersprechen kann, zu dem man sagen muss: «Ja, genau so ist es!» Man könnte das eine lyrische Evidenz nennen, eine ziemlich bittere allerdings. Eine höhere Weihe, einen tieferen Sinn gibt es nicht, auch keinen Trost, nur die wiederholt vorgetragene Einsicht: «Da hilft es nichts ...»

Eine ganz andere, dunkle Würde erhielt dieses Gedicht, als es am 10. Mai 1933 bei der Bücherverbrennung der Nationalsozialisten mit all den anderen Werken von Erich Kästner in die Flammen geworfen wurde – und er als Einziger der verfemten Autoren dabeistand und dem teuflischen Spektakel zuschaute. Muss dies nicht der einsamste Augenblick seines Lebens gewesen sein?

Die Lyrikerin Mascha Kaléko hat in vergleichbarer Wahrhaftigkeit und ungekünstelter Virtuosität so über die Einsamkeit gedichtet, dass bis heute viele Schicksalsgenossinnen darin ein stimmiges Bild ihrer Situation erkennen können. Man hat sie «den weiblichen Erich Kästner» genannt. Umgekehrt könnte man Kästner als «die männliche Mascha Kaléko» bezeichnen. So wie Kästner machte Kaléko in der späten Weimarer Republik als frische, urbane Stimme auf sich aufmerksam. Ihr erster erfolgreicher Gedichtband erschien 1933. Die

Nationalsozialisten waren allerdings nicht schnell genug, ihn gleich mitzuverbrennen. Doch es dauerte nicht lang, da wurde Kaléko als Jüdin und Freigeist so bedrängt, dass sie 1938 aus Deutschland floh, um nirgends mehr eine richtige Heimat zu finden. In ihrem Nachlass fand sich ein Gedicht, das sich die besondere Einsamkeit einer oft übersehenen Menschengruppe zum Thema gemacht hat.

Ältere Dame ohne Anhang

Ich hab noch meine Wohnung und den Hund.
Und etwas Geld. Nein, nein, ich kann nicht klagen.
Was sollten da erst all die andern sagen …

Das letzte Röntgenbild war gar nicht schlecht.
Bis auf das Asthma bin ich fast gesund.
Und dann natürlich der nervöse Magen.

Wär man nur nicht als Frau so sehr allein.
Auch ins Kaffeehaus mag ich nicht mehr gehen.
Da sitzen sie ja wieder nur zu zwein.
Und die paar Filme hab ich schon gesehen.

Am schwersten ist der Sonntag zu ertragen
Mit dem so furchtbar einsamen Glas Wein.
Und keine Post. Jedoch ich kann nicht klagen.

Da gibt es Damen, die sich Tee servieren
Mit Blümlein auf dem rosa Frühstückstisch.
Dann Arm in Arm, betagt, doch fromm-und-frisch
Die Galerien schwatzend absolvieren.

Dergleichen ist für mich das rote Tuch.

Bleibt nur der Hund und das geliebte Buch,
Und so als Luxus, in den schlimmen Tagen
Zur Antwort geben: Nein, ich kann nicht klagen.

Wieder wird das Thema betont unpathetisch eingeführt, wieder stellt eine ganz unsentimentale Stimme tieftraurige Situationen vor und beweist, dass die Einsamkeit alter Frauen besonders unerbittlich ist. Für sie ist kein Ort mehr vorgesehen. Cafés oder Kinos sind für Zweisame reserviert. Eine Hoffnung auf Besserung gibt es für sie nicht. Die Wege jedenfalls, auf denen andere ältere Damen ohne Anhang der Einsamkeit entkommen wollen, lehnt sie ab. Es ist ein mit Ironie nur leicht gewürztes Gedicht der Aussichtslosigkeit. Dennoch liegt auch ein gewisser Trost in ihm, denn es verleiht denen eine Stimme, denen niemand zuhört, verschafft ihnen literarisch eine Anerkennung, die sie gesellschaftlich nicht erfahren, und macht die Einsamen zum Teil einer riesigen sozialen Gruppe. Das Gedicht kann auch von der unangenehmen Frage entlasten, ob man nicht selbst am eigenen Unglück schuld ist, indem es konstatiert: Es ist, wie es ist – anderen geht es genauso. Schließlich äußern sich in dem Gedicht auch Mut, Widerständigkeit und Selbstbehauptung: So schwach bin ich nicht, dass ich über etwas klage, wogegen doch nichts hilft.

Tagebuch schreiben: London im Zweiten Weltkrieg

Für gewöhnlich geht eine Regierung das Gefühlsleben der Bürger nichts an. In außergewöhnlichen Zeiten mag das anders sein. So entwickelte die britische Regierung in einer der tiefsten Krisen der Nation «zum ersten Mal für eine liberale Demokratie ein systematisches Interesse dafür, wie ganz normale Menschen ihr Leben empfinden», schreibt der Einsamkeitshistoriker David Vincent. Dies geschah im Jahr 1940, gegen Ende der Anfangsphase des Zweiten Weltkriegs. Die Auswirkungen des Krieges hatten jetzt unmittelbare Auswirkung auf das alltägliche Leben aller: Zerstörungen durch deutsche Bombenangriffe, Pflicht zur Verdunkelung der Wohnungen, Diskussionen um das Tragen von Gasmasken, Rationierung von Lebensmitteln. Mit der Schlacht um Dünkirchen war ein Wendepunkt erreicht: Viele Verbündete hatten kapituliert, Großbritannien selbst hatte eine schwere Niederlage erlitten, nur knapp seine Truppen retten können, musste sich allein gegen die Deutschen wehren. Da war die Frage nach dem Durchhaltevermögen der Bevölkerung von kriegsentscheidender Bedeutung. Wie verzweifelt, mutig, erschöpft, trotzig, wütend oder gelassen waren die Menschen? Mit großer Sorge schaute man besonders auf die Frauen. Ehemänner waren eingezogen, Kinder aufs Land evakuiert. Viele Frauen blieben ohne ihre angestammten Rollen und Aufgaben zurück. Wie würden sie mit der Belastung und der Einsamkeit umgehen? Würden sie trotzdem einen Beitrag zur nationalen Kriegsmoral leisten oder diese gar gefährden?

Um solche Fragen zu beantworten und die Politik, besonders die Propaganda, daran auszurichten, bediente man sich einer regierungsunabhängigen Forschungsinitiative namens «Mass-Observation». Bereits 1937 war dieses Projekt unter anderem von einem Dichter und einem Anthropologen gestartet worden, um «die Stimme der gewöhnlichen Leute aufzuzeichnen». Dazu wurden an freiwillige Beiträger monatliche Fragebögen verschickt. Sie wurden angeregt, Tagebuch zu schreiben und einzuschicken. Man bat sie sogar darum, ihre Träume aufzuzeichnen. Genauere Vorgaben machte man nicht, man wollte einfach zuhören und wahrnehmen. Mitten im Krieg aber konnte sich dies mit strategischen Interessen der Regierung verbinden.

Aus heutiger Sicht entspricht «Mass-Observation» keinen wissenschaftlichen Standards, allzu zufällig wurde das Material gesammelt und recht willkürlich ausgewertet. Doch gerade darin liegt ein Reiz dieses Vorhabens. Denn es bewahrt einzelne Stimmen und Lebensgeschichten von Menschen auf, die schon zu ihrer Zeit kein Gehör fanden und nach ihrem Tod sofort vergessen worden wären. So kann man heute noch die authentischen, nicht statistisch bearbeiteten Erfahrungen und Empfindungen von zum Beispiel ganz normalen englischen Frauen im Krieg nachvollziehen.

Eine der interessantesten Beiträgerinnen für «Mass-Observation» war Gladys Langford. Ihre Tagebuchnotizen zeichnen sich durch einen außergewöhnlichen Scharfsinn und Detailreichtum aus. 1940 war die alleinstehende Lehrerin aus London fünfzig Jahre alt. Man muss sie sich als eine tief unglückliche, aber auch erstaunlich freiheitliche Frau vorstellen. Nach der kruden Logik des englischen Kastenwesens entstammte sie der «upper lower class» und sollte ihr nie entkommen. Der Vater war früh verstorben, Armut prägte Kindheit und Jugend. Dennoch wurden in der Familie Bildung und bürgerlicher Anstand hochgehalten. Dazu gehörten eine autoritäre Pädagogik, eine enge Religiosität und eine überaus strenge Sittlichkeit. Für ihre Mutter, so Langford, hätte ein Mensch nur aus einem Kopf und einem Hals bestanden. Alles, was darunter war, wurde ausgeblendet. So lernte sie, dass es unschicklich, ja skandalös sei, wenn eine Frau sich in Gesellschaft von Männern entschuldigte, um eine Toilette aufzusuchen (und umgekehrt). Litt sie als junge Frau an Menstruationsbeschwerden, war ihr höchstens erlaubt, sich den Hals einzusalben. Sexualität gab es nicht. Es wundert nicht, dass die Ehe, die Langford mit einem jungen Lehrer einging, nach nur einem Jahr scheiterte. Zu einer zweiten sollte es nicht mehr kommen.

Die Berufstätigkeit war für Gladys Langford kein Ersatz für ein vergeblich ersehntes Ehe- und Familienleben. Im Gegenteil, sie hasste ihre Arbeit. Sie unterrichtete in Hoxton, einem Stadtteil im Londoner East End, der damals zum großen Teil aus Slums bestand. Die Jungen kamen aus bettelarmen Familien, viele waren verwahrlost, unterernährt, krank und verlaust. Betragen und Leistungsvermögen waren ungenügend. Mit erschreckender Präzision notierte Langford, wie ungeduldig und unfreundlich sie darauf reagierte, wie oft sie die Kinder bestrafte oder schlug. Manchmal schämte sie sich dafür. Doch ihre grundsätzliche Abneigung gegenüber ihren Schülern und ihre eigene Überforderung konnte sie nie überwinden. Die Arbeitsfreude wurde durch die arg bescheidene Entlohnung nicht gesteigert. So bilden finanzielle Sorgen und Klagen über gestiegene Preise Dauerthemen ihres Tagebuchs.

Trotz der materiellen Not versuchte sie, so gut es ging, am kulturellen Leben Londons teilzunehmen, Ausstellungen, Theater und Kinos zu besuchen. Ihre Bemerkungen dazu zeigen eine ausgeprägte Urteilsfähigkeit, aber auch eine manchmal unsympathische Urteilsfreude, die sie nicht nur auf Bilder, Bücher oder Filme richtete, sondern auch auf ihre Mitmenschen. Einiges gerät ihr allzu scharf und spitzzüngig. Dabei hatte sie durchaus Freunde, darunter viele Juden und Bohemiens, weniger aus der eigenen, ungeliebten «upper lower class». Politische, religiöse oder weltanschauliche Überzeugungen hatte sie nicht, gehörte deshalb auch keiner Partei oder Gemeinschaft an. Einsamkeit, Stimmungsschwankungen und zunehmende Bitterkeit kennzeichneten ihr Leben. Häufig hatte sie Suizidgedanken. 1972 starb sie im Alter von zweiundachtzig Jahren.

Langford hatte 1937 angefangen, Beiträge für «Mass-Observation» zu liefern. Besonders interessant sind ihre Notizen aus den ersten beiden Kriegsjahren. Sie berichtet, was sie einkauft, anzieht, isst, liest, wen sie trifft und worüber sie spricht. Manches kommt einem seltsam vertraut vor, erinnert von ferne an eigene Corona-Erfahrungen.

Da ist zum einen die allgemeine Verängstigung und Bedrückung, besonders durch den Rückzug ins Private und dessen Verdunkelung: «Mittelalte Menschen fangen an zu sagen: ‹Ich gehe nachts nicht mehr raus. Ich werde keine Freunde mehr besuchen, bevor der Krieg nicht zu Ende ist.› Ich hoffe, dass ich das nicht auch tue, aber man wird wirklich depressiv.» – «Die Menschen wirken so niedergeschlagen. Wenige sprechen über den Krieg, einige reden höchstens abfällig über Hitler. Alle beschweren sich über die Dunkelheit.»

Da ist zum anderen der endlose Maskenstreit. Die Regierung befürchtete – aus böser Erinnerung an den Ersten Weltkrieg –, dass die Deutschen versuchen könnten, die Bevölkerung mit Giftgas zu töten. Jeder sollte eine Gasmaske haben und außer Haus tragen. In öffentliche Räume wie zum Beispiel Kinos wurde man ohne Maske nicht hineingelassen. Das leuchtete vielen nicht ein, nicht wenige weigerten sich. Langford verabscheute die Maskenpflicht, unterwarf sich ihr aber. Erst später sollte sich herausstellen, dass die Sorge der Regierung unbegründet gewesen war, dafür kam der Verdacht auf, dass diese Masken krebserregend waren.

Langford war als Lehrerin unmittelbar von den Debatten über das Öffnen oder Schließen der Schulen betroffen. Wie groß ist die Gefahr für die Kinder wirklich? Soll man den Unterricht unter freiem Himmel abhalten, in Parks oder auf Spielplätzen? Langford meldete sich häufig krank. Geradezu panisch reagierte sie auf die Aussicht, eventuell ihre ungeliebten Schüler in die Evakuierung aufs Land begleiten zu müssen.

Schließlich waren da die Gespräche über den Krieg. Häufig traf sie sich mit ihrem Freund Wellings, der da eine ganz eigene Theorie hatte. Der Krieg sei eine Täuschung, ein Betrug von Diplomaten. Die Fliegerangriffe in Schottland seien «fake» gewesen, Hitler sei einem Attentat zum Opfer gefallen oder würde dies bald tun. Die Sache sei bestimmt bald zu Ende. Eine Gasmaske brauche niemand zu tragen. Langford hörte ihm nicht überzeugt, aber auch nicht ungern zu, bis sie ihn eines Tages zu einem Spaziergang abholen wollte. Der Vermieter wollte sie zunächst nicht zu ihm lassen. Sie ging dennoch hinein und traf ihren Freund mitten in einem Anfall von religiösem Wahnsinn an: Wellings hielt sich selbst für Gott, die Vermieterin für die Jungfrau Maria, bald werde er Frieden und Licht bringen, die Verdunklung riss er von den Fenstern.

Der lange Krieg machte die Einsamkeit, unter der Langford ohnehin litt, noch einsamer. Es blieben ihr nur ein kümmerlicher Alltag, die verhasste Arbeit, immer weniger Freunde, gelegentlich eine Affäre ohne Aussichten. Eine Zeit lang hatte sie ein Verhältnis mit einem jüdischen Freund, Leonard, der dann aber lieber eine ebenfalls jüdische Frau heiratete. Dann starb auch noch die geliebte Katze. Immer bitterer fallen Langfords Urteile über andere Menschen aus, auch zu antisemitischen Sprüchen kommt es jetzt. Keiner der Freunde würde sich um sie kümmern. «Jeder, den ich kenne, ist aus der Stadt fort, alt, krank oder will mich nicht sehen. Über Stunden spreche ich mit niemandem. Manchmal habe ich das Gefühl, ich würde nie wieder in der Lage sein, mit anderen zu sprechen, oder den

Wunsch danach haben. Ich fühle mich wie eine tote Frau. Niemand kommt mich je besuchen.» Am Ende stand für sie «die grausamste Lektion, die das Leben einen lehrt, dass diejenigen, die wir bis zur Verzweiflung lieben, uns nicht brauchen». – «Jetzt habe ich nichts mehr. Der Glaube an Gott und die Menschen ist weg. Aber zumindest kann ich jetzt nicht mehr verletzt werden. Nur noch körperlicher Schmerz kann mir etwas anhaben.»

Neben Gladys Langford gab es noch eine zweite große Tagebuchschreiberin bei «Mass-Observation». Nella Last war nur ein Jahr älter, gehörte einer ähnlichen Schicht an, litt ebenfalls unter kriegsbedingter Einsamkeit, aber ihre Notizen lesen sich völlig anders. Sie lebte in dem kleinen Provinzstädtchen Barrow-in-Furness in Lancashire, war verheiratet, hatte zwei Söhne großgezogen, ging als Hausfrau keiner Erwerbstätigkeit nach. Die beiden Söhne wurden zur Armee eingezogen. Der Ehemann war als Tischler und Ladenbauer häufig lange fort. Will war kein schlechter Mensch, nur wurde die Verständigung zwischen den beiden immer schwieriger. Es muss schon lange eine Kluft zwischen ihnen bestanden haben. Jetzt, durch die Belastungen des Krieges und die Abwesenheit der Kinder, wurde sie umso deutlicher. Will in ein wirkliches Gespräch zu verwickeln, sei so schwer, fand Nella, «als ob ich versuchen würde, ein Streichholz an einem feuchten Stück Moos zu entzünden». Beispielhaft ist dieser abendliche Dialog, den sie im November 1940 aufzeichnete:

Will: «Du siehst so still und traurig aus, wie du da sitzt und an diesen Puppen nähst. Warum sprichst du nicht, anstatt nur zu denken?»

Nella: «Nun, wenn ich laut denken würde, würdest du bloß sagen: ‹Ach, bekümmere dich nicht wegen Dingen, die du nicht ändern

kannst, und zerbrich dir nicht den Kopf über Bunker, Schiffe, Einsamkeit und Angst.›»

Will: «Das würde ich nie zu dir sagen. Nie, solange ich lebe. Ich kann mit dir nicht streiten, so wie die Jungs es die ganze Zeit tun.»

Nella in Gedanken: «Und das nach all den Jahren, wo er immer nur sagte: ‹Was für seltsame Sachen du sagst. Ich kenne keine Frau, die so etwas sagt. Was kümmerst du dich darum, sei nicht albern!› Es ist so schwer, neue Gewohnheiten zu entwickeln, und das mit meinem Mann, der abends keine Leute im Haus haben will. Der Krieg verändert die Leute. Aber es macht mir Sorgen, dass mein Mann so anders geworden ist – ich fürchte, dass er krank ist.»

Daran schließt sie diese Notiz an:

Ich hatte so einen seltsamen Traum gestern Nacht – kein Sinn darin, den ich in Worte hätte fassen können, nur dieses Gefühl eines Alleinseins, als wäre man selbst der letzte Mensch auf der Welt. Dieser Traum brachte mich dazu, darüber nachzudenken, wie einsam die meisten Menschen sind, wenn man ihnen die kleinen Fetzen von Übung, Sitte und Gewohnheit aus ihrem täglichen Leben nimmt. Es muss in den zerbombten Städten sehr viel mehr Seelentraurigkeit geben, als wir glauben.

Nella Last steht beispielhaft für viele Frauen, denen der Krieg zwar ihre alte Rolle genommen, dafür aber eine andere gegeben hatte: Hausfrauen verließen den privaten Nahbereich und entdeckten öffentliche Orte wie Büros, Fabriken, das Militär oder sozialen Einrichtungen für sich. Nella Last begann für den örtlichen Women's Voluntary Service und das Rote Kreuz zu arbeiten, sammelte und verteilte Spenden, kümmerte sich um Kranke oder alte Seeleute, lernte viele Menschen kennen, erweiterte ihren Lebenshorizont, entfaltete bisher verborgene Talente. «Zu Hause», so war ihr Gefühl,

> **wächst nichts mehr – alles wird nur älter und geht bergab. Deshalb bin ich dem Zentrum immer so dankbar, wenn ich einen kleinen Anfall von Trübsinn bekomme und ich mich frage, was mein Leben wohl geworden wäre ohne meinen Dienst in der Organisation.**

Für Frauen wie Nella Last brachte das Kriegsende neben einer unendlichen Erleichterung auch einen Verlust, drohte ihnen doch jetzt eine unfreiwillige Rückkehr in eine schon überwundene soziale Armut und die alte Einsamkeit der Hausfrauen, deren Kinder ausgezogen sind. Wie viele Engländerinnen sich in ihr wiedererkannten, zeigen die zahlreichen Buchausgaben ihrer umfangreichen Tagebücher und deren Verfilmung in der sehr erfolgreichen Fernsehserie «House Wife 49» (2006).

Bücher lesen: Kauffmann, Waite, Moltke

Drei Jahre seines Lebens verbrachte der französische Auslandskorrespondent Jean-Paul Kauffmann als Gefangener der Hisbollah, die ihn 1985 in Beirut als Geisel nahm. Die folgenden rund eintausend Tage verbrachte er in Dunkelheit, Todesangst, Schmerzen, in Enge und Dreck, hungrig und durstig. Bei den gelegentlichen Ortswechseln wurde er in einen Teppich gerollt. Fast wäre er jedes Mal dabei erstickt. Ein Mitgefangener starb nach einem Jahr. Kauffmann überlebte. Dabei halfen ihm die wenigen Bücher, die seine Wärter ihm dann und wann gaben. Eines wurde ihm zu seinem besten Freund in dieser Zeit: John le Carrés *Der Spion, der aus der Kälte kam*.

Jahre später begegneten Leser und Autor sich und sprachen kurz miteinander. Wiederum einige Jahre später erinnerte sich le Carré an diesen besonderen Leser und schrieb ihm. Kauffmann antwortete:

> **Während meiner Gefangenschaft habe ich am schmerzlichsten Bücher vermisst. Ab und zu brachten die Wärter welche. Ein neues Buch war eine unbeschreibliche Freude. Ich las es nicht nur einmal, zweimal, zigmal, sondern auch von hinten nach vorn oder von der Mitte aus. In den drei leidvollen Jahren erlebte ich intensive Augenblicke der Freude. «Der Spion, der aus der Kälte kam» war ein solcher Augenblick.**

Die Geschichte über Spione des KGB, der CIA oder des MI5 half Kauffmann dabei, seine Lage besser einzuschätzen. Die islamistischen Kidnapper erschienen ihm wie die Agenten aus dem Roman als

> **eingebildete Dummköpfe und brutale Zyniker, die den Glauben und die Leichtgläubigkeit der jungen Militanten dazu benutzten, um ihren eigenen Machthunger zu stillen. Wie Ihre Figuren waren auch meine Kidnapper Experten, wenn es um Paranoia ging: pathologisches Misstrauen, manische Wut, Fehlurteile, Täuschungen, systematische Aggression, pathologische Lügensucht.**

Vor allem aber unterbrach dieses wieder und wieder gelesene Buch seine Einsamkeit:

In dem Buch fand ich Grund zur Hoffnung. Das Wichtigste ist doch eine Stimme, eine Präsenz. Ihre. Die unbändige Freude eines Autors, der eine grausame, graue Welt beschreibt und sich daran ergötzt, sie so grau und hoffnungslos wie möglich zu zeigen. Das spürt man beinah körperlich. Jemand spricht mit dir, du bist nicht mehr allein. Ich war in meinem Gefängnis nicht länger verlassen. In meine Zelle trat ein Mann mit seinen Worten und seiner Vision von der Welt. Jemand verlieh mir Kraft. Ich würde es schaffen.

John le Carré wusste nicht recht, was er darauf antworten sollte. Nicht bekannt ist, ob er mitbekommen hat, mit welcher ethischen und religiösen Überzeugung Kauffmann auf seine Zeit als Geisel zurückblickte. Kauffmann schrieb nämlich:

Ich kenne die Geschichtlichkeit dieses Propheten Jesus Christus nicht, der eine Zeit lang die Massen aufgerüttelt hat. Aber er sprach Worte über Liebe oder Reichtum, die ich unübertrefflich finde. Seine Botschaft ist sogar aktueller denn je. Das schwingt sehr stark in mir nach. Nicht nur, sagte er, müsst ihr euren Feinden vergeben, sondern ihr müsst sie auch lieben.

Etwa zur gleichen Zeit wie Jean-Paul Kauffmann erlitt Terry Waite dasselbe Schicksal. Als Abgesandter des anglikanischen Erzbischofs versuchte er, teils mit Erfolg, im Libanon entführte Europäer frei zu bekommen, bis er selbst 1987 in Beirut vom Islamischen Jihad verschleppt wurde. Es folgten 1 763 Tage, fast fünf Jahre, in Einzelhaft, angekettet, in beständiger Todesangst. Auch für Waite wurden die wenigen Bücher, die er zu fassen bekam, zu einer Überlebenshilfe:

In Gefangenschaft zu lesen, ist reiner Genuss. Ich habe Zeit, in den Geist eines Autors einzutreten. In seinen Gedankenfluss einzutauchen, ist eine große Freude. Das moderne Leben ist ja zersplittert, voller Ablenkungen. Hier aber kann ich wirklich lesen. Hier kann ich entdecken, wie ich meine schreckliche Einsamkeit in schöpferisches Alleinsein verwandeln kann. Teil des Geheimnisses ist, Erfahrungen zu teilen. Auch wenn ich in meinem Leben viel Zeit nur für mich selbst verbracht habe, habe ich erst so die Schönheit des Alleinseins wahrgenommen.

Ausgerechnet die Bibel, die ihm die Geiselnehmer gegeben hatten, half ihm weniger, als er erhofft hatte. Sie blieb ihm fern, wollte nicht recht zu ihm sprechen: «Ich hätte jetzt in der Lage sein müssen, sie mit den Augen des Glaubens zu lesen. Doch mein Glaube wurde offengelegt als das, was er ist – ungewiss, fragend, verletzlich.»

Ganz anders erging es gut vierzig Jahre zuvor Helmuth James Graf von Moltke, der im Januar 1944 wegen Konspiration gegen die NS-Diktatur verhaftet worden war. Nach dem gescheiterten Attentat auf Hitler vom 20. Juli 1944 wusste er, dass man ihn zum Tode verurteilen würde. Wie Kauffmann und Waite wurde das Lesen für ihn zur wichtigsten und schönsten Beschäftigung. Im Unterschied zu den beiden jedoch konnte er sich über seine Lektüren mit seiner Ehefrau Freya austauschen, weil der Gefängnisseelsorger Harald Poelchau Briefe hin und her schmuggelte. Es wurde ein Konvolut von fast 600 Seiten, bis Moltke am 23. Januar 1945 getötet wurde.

Zu Beginn seiner Haft in Ravensbrück, als er noch nicht dem Tod ins Auge sah, folgte Moltke einem breiten, bildungsbürgerlichen Lektüreplan. Die Bibel stand dabei neben vielem anderen: Literarischem von Goethe oder Stifter, Historischem von Ranke oder

Gibbons, Kirchenvätern wie Augustin oder Luther, aktuell Theologischem von Troeltsch oder Künneth, praktisch Beruflichem wie landwirtschaftlichen Fachbüchern. Doch im Gefängnis Tegel, als er mit dem Todesurteil rechnen musste, konzentrierte er sich auf die Bibel und das Evangelische Gesangbuch. Alles andere schien ihm der verzweifelt angespannten Lage nicht mehr Stand zu halten. Tag für Tag las er in diesen beiden Büchern, um seine Tage zu füllen, sich selbst zu stabilisieren und zu orientieren. Er tat dies diszipliniert, intellektuell wach und als Frömmigkeitsübung und holte damit etwas nach, was ihm zuvor verwehrt geblieben war. Vorher war er ein vielbeschäftigter Gutsbesitzer, Jurist und Familienvater gewesen. Nun nutzte er die erzwungene Muße, um etwas für ihn Wesentliches nachzuholen. Außerdem wurde sein Bibellesen für das briefliche Gespräch der beiden Eheleute bedeutsam.

Zunächst sind es einzelne Verse des Trostes und der Bestärkung, mit denen Moltke sich beschäftigt, allen voran dieser: «Leben wir, so leben wir dem Herrn; sterben wir, so sterben wir dem Herrn. Darum: wir leben oder sterben, so sind wir des Herrn» (Römerbrief 14,8). Wie ein Mantra der Glaubensgewissheit spricht er ihn sich und seiner Frau immer wieder zu. Von hier aus erarbeitet sich Moltke ganze Bücher und ungezählte Lieder. Wenn er in der Nacht aufwacht – das Licht wird in den Zellen nicht gelöscht –, liest er laut Gesangbuchlieder, «meist irgendeine Gruppe hintereinander», bis er wieder schlafen kann. In der Frühe, nach dem Aufstehen folgen Morgenlieder. Nach Waschen und Gymnastik verbringt er «den ganzen Morgen von 10–11.45 mit Aufsagen von Bibelstellen». – «An anderen Tagen lese ich systematisch das Gesangbuch, mache mir Verweisungen in Bibel und Gesangbuch. Übrigens lese ich zuerst, wenn ich sitze, auf alle Fälle einige Kapitel aus dem Alten Testament.»

Er kann natürlich nicht umhin, die biblischen Texte mit seiner persönlichen Lage zu verknüpfen. Gerade in der Auseinandersetzung mit den großen Propheten kommt es zu einer intimen Annäherung, denn wie Jeremia, Paulus oder Jesus ist er ein verfolgter Gerechter, der viel leiden muss. Rückblickend resümierte er:

Wenn ich ehrlich bin, so muss ich sagen, dass ich diese 11 Monate in meinem Leben nicht missen möchte ... Ich habe die Bibel kennengelernt, wie es mir sonst wohl nie möglich gewesen wäre, ich habe Tiefen und Höhen erlebt, bin gedemütigt und wieder aufgerichtet worden.

Moltkes biblische Notizen sind auch Dokumente seines ehelichen Glücks. Wie alle Liebenden scheinen Helmuth James und Freya von Moltke das Bedürfnis zu haben, einander etwas zu schenken. Da sie einander sonst nichts geben können, verweisen sie einander auf tröstende Sprüche oder große Einsichten. So schenkt sie ihm einmal diesen Weisheitsspruch:

Aber der Gerechten Seelen sind in Gottes Hand und keine Qual rühret sie an ... Ob sie wohl von den Menschen viel Leidens haben, so sind sie doch gewisser Hoffnung, dass sie nimmermehr sterben.

Und er macht ihr die schönste biblische Liebeserklärung, die sich denken lässt:

Du bist mein 13tes Kapitel des ersten Korintherbriefes. Ohne dieses Kapitel ist kein Mensch ein Mensch ... Ohne Dich, mein Herz, hätte ich «der Liebe nicht».

Hundefreundschaften: Gabriele Bärtels

Die Corona-Pandemie hat einsame Menschen noch tiefer in die Isolation geführt und andere Menschen zum ersten Mal die Erfahrung lang anhaltender Einsamkeit machen lassen. Immerhin wird seit März 2020 deutlich mehr über Einsamkeit gesprochen. Die Journalistin, Schriftstellerin und Fotografin Gabriele Bärtels hat in ihrem Essay *Sonst ist da niemand* (Freitagsmagazin der *Süddeutschen Zeitung*, 25. Oktober 2020) ehrlich und schonungslos von ihrer Einsamkeit berichtet. So stellt sie sich selbst vor:

> **Mitte sechzig, keine Kinder, und meine beste Freundin lebt im Ausland. Drei E-Mail-Freundschaften haben sich erhalten, aber mit virtuellen Beziehungen lässt sich kein Alltag bestreiten. Manchmal ziehe ich in Gedanken durch meine gelebten Jahrzehnte. Die Partner und Freunde, die ich da und dort zurückgelassen habe, wachsen nicht mehr so leicht nach.**

Sie hat alte und offenkundig ebenfalls einsame Nachbarn. Freundschaft möchte sie mit ihnen jedoch nicht schließen, nicht einmal eine gute Bekanntschaft pflegen. Sie erscheinen ihr verschroben, unangenehm. Dabei ist sie selbst ebenfalls viel zu viel allein. Doch eine Verknüpfung der Einsamen will nicht gelingen, erscheint ihr als gar nicht wünschenswert. So bleibt jeder für sich in den eigenen vier Wänden.

Das große Glück in ihrem Leben ist ihr Hund: «In meiner Wohnung atme also nicht nur ich.» Er ist ihr nah und vertraut, schenkt und empfängt körperliche Nähe. Zugleich gibt er ihr eine Aufgabe.

Sie muss sich um ihn kümmern, ihn füttern. Damit gibt er ihren Tagen eine Struktur. Mindestens vier Mal am Tag muss sie mit ihm hinaus. Und dann hat sie eine gute Chance, über ihn andere Menschen kennenzulernen oder wiederzutreffen. Auf der Hundewiese im Park spielen die Hunde miteinander, und die Hundebesitzer kommen ins Gespräch. Es ist ja gar nicht so sehr die Familie allein oder die engen Vertrauten, die einen vor der Einsamkeit bewahren, sondern mindestens ebenso die alltäglichen, oft beiläufigen Begegnungen mit dem Postboten, der Verkäuferin oder anderen Hundebesitzern. Manchmal aber entwickeln sich auf der Hundewiese richtige Freundschaften. Mit einem Freund verabredet sie sich fast an jedem Mittag zum gemeinsamen Spaziergang zu viert. Doch dann zieht er mit seiner Familie in eine andere Stadt: «Jetzt stehe ich mit Tränen in den Augen vor unserer leeren Spielwiese im Park.»

Wer keinen Hund hat, kann schwer nachvollziehen, was für eine Freude, welchen Lebenssinn solch ein Tier schenken kann und was es bedeutet, wenn der Hund stirbt. Bärtels hat es miterlebt, als eine Hunde-Bekannte ihr Tier einschläfern lassen musste:

> **Es sind nicht Tage des Schmerzes, die sie durchmacht, es sind Monate. Die Einsamkeit ist in ihr Leben eingebrochen wie eine Flutwelle, die nicht mehr ablaufen wird. Ihre Gewohnheiten, ihr Tagesrhythmus, ihre zahllosen Über-den-Zaun-Schwätzchen sind verloren.**

Ihr eigener Hund ist sechs Jahre alt und dürfte noch einmal so viel Lebenszeit vor sich haben. Aber dann

werde ich über siebzig sein und mir Anschaffung und Unterhalt eines neuen Hundes nicht mehr leisten können. … Ohne Hund lernt man draußen keine Leute kennen.

Die nackte Angst vor der Einsamkeit und dem Alter überkommt sie, wie viele andere in dieser Lebenslage sie auch kennen – ein «Gefühl völliger Verlorenheit, das uns nachts schwer atmend aufwachen lässt».

Netzwerke: Ein Gespräch mit Franz Müntefering

Franz Müntefering (geb. 1940) war ein führender Politiker der SPD mit vielen Ämtern: langjähriges Mitglied im Bundestag, Generalsekretär, Fraktions- und Parteivorsitzender, Verkehrs- und Sozialminister, Vizekanzler. Seit 2015 ist er Vorsitzender der Bundesarbeitsgemeinschaft der Seniorenorganisationen e. V. Das Gespräch mit ihm führte Ulrich Lilie.

Horst Seehofer hat einmal gesagt: «Man kann sich kein höheres Maß an Einsamkeit vorstellen als in den Stunden vor und nach einem politischen Abgang.» Herr Müntefering, Sie kennen die Höhen und Tiefen der Politik. Teilen Sie diese Einschätzung, oder ist das ein bisschen pathetisch?
Ich würde einen Unterschied machen zwischen allein sein und einsam sein. Das sind sehr unterschiedliche Kategorien bei mir. Ich habe irgendwann mal gesagt, ich sei ein «Alleiner». Mal allein sein ist ganz in Ordnung, das braucht man manchmal auch. Das ist etwas anderes als einsam sein. Einsamkeitsgefühl habe ich jedenfalls in meinem eigenen politischen Leben, wo es auch Tiefen und Höhen

gab, nicht erlebt. Ich war nicht verloren, nicht irritiert, ich war nicht unsicher, wie es überhaupt weitergeht. Man ist zwar allein und sucht seine Truppen zusammen, klar, aber einsam würde ich das nicht nennen.

Sie waren an strittigen politischen Entscheidungen beteiligt, nicht zuletzt an der Agenda 2010. Da kriegt man richtig Gegenwind, auch aus den eigenen Reihen. Das steht man einfach allein durch?

Bei manchen persönlichen und politischen Entscheidungen stehst du ganz allein da, aber das gehört irgendwie zur Demokratie dazu, das muss man in der Politik aushalten können.

Mut zur eigenen Meinung und Position macht eben manchmal auch allein?

Ich glaube, dass die letzte Identität ich selbst bin. Da ist man allein. Dagegen ist aber Einsamkeit keine Identität, sondern Einsamkeit ist eine Katastrophe für Menschen, die nicht mehr sicher sind, dass irgendwer da ist, der einem hilft und auf den man sich verlassen kann.

Sie sind als Kind noch im Krieg großgeworden. Sie waren sechseinhalb, als Ihr Vater aus der Gefangenschaft wiederkam. Gab es in der Kindheit solche Gefühle von Verlassenheit?

Ich habe großes Glück gehabt mit meiner Mutter: eine einfache Frau, aber ganz toll. Die hat das gut hingekriegt. Wir waren, von heute aus gesehen, arm. Wir hatten zwei kleine Zimmer. Wir hatten manchmal nichts zu essen. Das habe ich alles mitgemacht in den Jahren nach dem Krieg. Aber ich hatte bei meiner Mutter eine große Sicherheit. Deshalb glaube ich, dass das, was wir jungen Menschen mitgeben, von unglaublicher Bedeutung ist.

Ich merke ja erst, wenn ich älter werde, was ich im Elternhaus für eine Mitgift bekommen habe – wie wichtig das für das Lebensge-

fühl und die Resilienz ist. Sie haben sich später, als Sie Ihre Frau in schwerer Krankheit begleitet haben, sehr intensiv damit auseinandergesetzt, wie wir eigentlich in dieser Gesellschaft sterben. Sie haben gesagt: «Wir leben in einer so zeitreichen Gesellschaft, und trotzdem sterben so viele Menschen einsam, das dürfte eigentlich nicht sein.» Wie erklären Sie diesen Widerspruch?
Gerade mit Corona rückt das Sterben wieder näher an unsere Gesellschaft heran. Das hängt damit zusammen, dass das Sterben in den Familien nicht mehr so selbstverständlich ist wie früher. 1900 wurde die Hälfte der Kinder nicht älter als fünf Jahre. Es wurde gestorben bei den Kindern, bei den Müttern im Kindbett, bei den Männern am Arbeitsplatz, im Krieg. Ich habe als Kind noch miterlebt, wenn in der Nachbarschaft Menschen starben. Das wusste man, darüber wurde gesprochen. Da ging man hin und verabschiedete sich. Ich kann mich allerdings auch genau erinnern und vergesse das nie: Eine alte Frau hat geschrien vor Schmerzen, und es gab kein Morphin oder irgendwas. Die ganze Nachbarschaft hat gelitten, das mussten die aushalten. Ja, und dann ging man anschließend da hin. Die Toten wurden im Wohnzimmer aufgebahrt. Dann kam der Totenwagen. Das war ein Glaswagen, der von Pferden gezogen wurde. Die ganze Nachbarschaft und Bekanntschaft ging mit zur Beerdigung. Der halbe Ort ging über die Straßen. Die Autos mussten stehen bleiben. Man trug schwarze Fähnchen. Das war ein gesellschaftliches Ereignis. Das ist heute völlig undenkbar. Heute sehe ich Anzeigen in der Zeitung: «Die Beisetzung fand im Kreise der Familie dann und dann statt.» Ich glaube, dass das vielleicht eine Reaktion darauf ist, dass die Menschen, die trauern, einfach ihre Ruhe haben wollen.
Fähnchen und Trauerbänder markierten einen Schutzraum. Man hat gesehen: Das sind Leute, die sind für eine bestimmte Zeit mit

einem Verlust beschäftigt. Wie können wir als Gemeinschaft für diese Menschen da sein?

Es war im Dorf alles näher beieinander. Das Problem kleiner Gemeinschaften ist der Klatsch, weil jeder von jedem etwas weiß. Dagegen ist das Problem der großen Stadt, dass du oft nicht weißt, was für Menschen neben, hinter und unter dir wohnen. Du weißt nicht, ob die ein Kind kriegen oder gerade sterben, ob die irgendwo Verwandte haben. Eigentlich ist es unglaublich, dass man im Aufzug steht, und nach drei Monaten triffst du mal wieder einen und sagst «Guten Tag».

Ich habe das als Gemeindepfarrer in der Innenstadt von Düsseldorf erlebt. Oft hatte keiner bemerkt, dass jemand im Haus gestorben ist. Dann sind wir hingegangen und haben einen Hinweis hingehängt: Dann und dann ist die Beerdigung, manchmal kamen ein oder zwei Leute. Sonst wäre keiner dagewesen, weil keiner diesen Tod wahrgenommen hat. Das ist ein Preis für das anonyme Leben in der Großstadt. Diese Freiheit hat auch einen Preis.

Ungefähr die Hälfte der Haushalte in Berlin besteht nur aus einer Person. Davon sind drei Viertel Studenten, vier oder fünf Prozent Alte, die irgendwann physisch und psychisch nicht mehr in der Lage sind, soziale Kontakte zu halten. Muss für sie nicht irgendwas gemacht werden, auch staatlicherseits, damit Verbindungen, Kontakte gehalten werden, die Leute nicht einsam, wirklich elendiglich zugrunde gehen, und keiner merkt es?

Das ist eine Aufgabe von Freier Wohlfahrt, Kirchen und Vereinen. Wo solche sozialen Organisationen funktionieren, kümmern sie sich um ihre alt gewordenen Mitglieder. Die Frage ist aber: Wie organisieren oder revitalisieren wir solche Netzwerke?

Das ist sicher eine Hilfe, wenn man das hinkriegt. Es ist so wichtig beim Älterwerden, dass Menschen soziale Kontakte aufbauen, so dass jemand da ist, der sich kümmert. Die Städte und Gemeinden wissen, wo die Leute wohnen. Die Verwaltung könnte mit den Verbänden sprechen: Wir geben euch mal zehn oder zwanzig Adressen, guckt doch einfach, ob ihr da nicht Kontakt kriegen könnt. Was ist da eigentlich los?

Wie sorgt man dafür, dass man nicht einsam ist? Was müssen die Menschen selbst tun?

Ein Beispiel aus Bielefeld: Da gibt es eine kleine Genossenschaft mit Namen «Freie Scholle». Die haben vor zehn Jahren mit einem Club angefangen, fünf, sechs Leute. Die wohnen im Viertel und versprechen sich: Wir sehen uns jeden Tag. Jeden Tag haben die einen anderen Treffpunkt, mal zum Kaffee, mal zum Biertrinken, mal zum Kegeln. Wer nicht kommen kann, wird angerufen oder besucht. Du hast vier, fünf Leute, die jeden Tag wissen, wie es dir geht, die zur Apotheke gehen, dir helfen oder zeigen, wie die neuen Techniken funktionieren, wenn du damit nicht klarkommst. Das sind soziale Kontakte, die ganz gezielt aufgebaut sind.

Früher nannte man das Solidarität und Gemeinsinn. Sollen sich heute die Menschen selbst organisieren? Oder ist es auch eine Aufgabe der Politik, dafür Rahmenbedingungen zu bieten und Räume zu schaffen, in denen so etwas möglich ist?

Eigentlich müsste man vor der Rente ein Seniorenseminar machen, wo man darüber spricht: Wie sind jetzt die nächsten Jahrzehnte eigentlich? Das sind bei manchen gut dreißig Jahre. Was machen wir mit ihnen?

Die Firma Henkel bietet solch ein Seminar an, zwei Jahre bevor langjährige Mitarbeiter in den Ruhestand gehen.

Ja, so etwas machen einige. Man kann das auch über die Volkshochschule anbieten. Wir müssen die Leute dazu kriegen, dass sie Verbindungen haben. Eine Sache, die immer gut funktioniert, ist Bewegungssport. Ich rate Senioren: Trefft euch zwei-, dreimal die Woche zu einem festen Termin, dann macht ihr zwei Kilometer Walken, Schwimmen, Radfahren oder etwas Ähnliches. Das Erste, was ich dann höre, ist: «Da gehe ich nicht hin, die sind alle so alt.» Aber wenn sie es dann doch machen, lernen sie wieder Menschen kennen und mit ihnen umzugehen. Wenn sie es einem trotzdem nicht glauben, ist das beste Argument: Die Bewegung der Beine ernährt das Gehirn. Das zieht. Denn für die meisten ist die größte Angst, irgendwann dement zu werden.

Kennen Sie weitere Beispiele?

Wir haben bei der Bundesarbeitsgemeinschaft der Seniorenorganisationen e. V. (BAGSO) ein Projekt angefangen: «Auf Rädern zum Essen» – nicht «Essen auf Rädern». In hundert Städten haben wir das angeschoben, daraus entstanden kleine Gruppen. Da waren dann sieben, acht Menschen, die sich kannten. Was daraus wird, weiß ich nicht, aber es können Schneebälle sein, die wir in Bewegung gebracht haben.

Es gibt Untersuchungen, die zeigen, dass Menschen, die sich ehrenamtlich engagieren und im Kontakt mit anderen sind, eine viel bessere Prognose haben. Sie leben länger und sind fitter. Ehrenamt zahlt sich aus. Da liegt ein riesiges zivilgesellschaftliches Potential.

Patenschaften für Kinder kann man ebenfalls machen. Wir haben genug Menschen, ehemalige Lehrer und Pädagogen etwa, die man dafür einsetzen könnte. 30 000 bis 40 000 Kinder kommen ohne Abschluss aus der Schule, jedes Jahr. Das ist alles Nachwuchs für Arbeitslosengeld II. Ich glaube, der Schlüssel liegt bei den Kommunen. Die bilden eine Schnittstelle zwischen Gesellschaft und Staat, von dort müsste der Impuls laufen.

Begleitung: Die Ausgeschlossenheit der Obdachlosen

Viele obdachlose Menschen erkennt man nicht als solche. Gerade am Anfang des Lebens auf der Straße bemühen sie sich, nicht aufzufallen. Junge Wanderarbeiter aus Osteuropa sind gekleidet wie hiesige Jugendliche. Ältere tragen einen Blaumann, als kämen sie gerade von der Arbeit. Andere haben sogar einen Aktenkoffer bei sich. Besonders Frauen achten darauf, ihr Erscheinungsbild aufrechtzuerhalten, ordentlich gekleidet, gewaschen, frisiert und geschminkt zu sein. Dass es ihnen vielfach gelingt, nicht aufzufallen, ist keine geringe Leistung. Indem sie ihre akute Not verstecken, bewahren sie sich einen Rest innerer Würde und äußerlicher Zugehörigkeit. Sozialarbeiter brauchen einen geübten Blick, um sie in der Menge derer auszumachen, die sich nachts in der Innenstadt aufhalten, und anzusprechen. Es muss eine besondere Einsamkeit sein, scheinbar noch dazuzugehören, aber in Wirklichkeit schon außen vor zu sein.

Scham übt auch in der Obdachlosigkeit eine unheimliche Macht aus. Wer auf der Straße landet, hat eine vielfältige Geschichte des Scheiterns hinter sich: finanziell, beruflich, familiär, persönlich. Beziehungen und Strukturen sind zerbrochen oder von Kindheit an nie wirklich da gewesen. Was ein gutes Leben ausmachen kann, ist verloren gegangen. Das verletzt und zerstört das Bild, das man von sich selbst haben und anderen zeigen möchte. Sich mit den Augen anderer zu betrachten – darum geht es ja in der Scham –, löst nun einen kaum erträglichen Schmerz aus. Arbeiter aus Polen, Rumänien oder Bulgarien sind wie Glücksritter ins reiche Deutschland gezogen, doch eine richtige Arbeit haben sie nicht bekommen, höchstens ein paar Tagesjobs. Eine Wohnung haben sie nicht gefunden oder können sie sich nicht leisten. Sie können sich nicht verständigen. An wen sie sich wenden sollten, wissen sie häufig nicht. Nach Hause können und wollen sie davon nicht berichten. Immerhin gelingt es ihnen manchmal, mit anderen aus ihrer Heimat eine Notgemeinschaft auf Zeit zu bilden. Gemeinschaftlich leben auch manche Punks auf der Straße und verstehen das als eine freie und solidarische Existenzform. Viele deutsche Wohnungslose dagegen treibt die Scham tief in die Vereinzelung. Nur dann und wann verbinden sie sich zu einem Paar. Einige haben immerhin einen Hund. Die meisten von ihnen aber bleiben ganz für sich, wenden dies manchmal sogar für sich ins Positive und geben sich als Einzelgänger aus Überzeugung, haben ihren Stolz, dass sie es allein schon schaffen werden. Wenn dann Angehörige, was durchaus vorkommt, über Hilfseinrichtungen nach ihnen suchen lassen, gehen sie nicht darauf ein.

Die nackte Tatsache, dass man unter derselben Not leidet, führt eben nicht dazu, dass man sich verbündet, denn das Leben auf der Straße ist ein einziger Überlebenskampf. Jeder kämpft ihn für sich allein, ist sich selbst der Nächste. Es gibt gute Gründe, anderen gegenüber misstrauisch zu sein. Ständig muss man aufpassen, nicht belogen, betrogen und bestohlen zu werden. Frauen sind besonders von Gewalt bedroht. Zudem neigen unterschiedliche Gruppen von Obdachlosen dazu, sich entschieden voneinander abzugrenzen. Nicht wenige ziehen sich da lieber zurück, suchen sich abgelegene Plätze, meiden die Gemeinschaft mit Schicksalsgenossen. Viele haben im Lauf ihres Lebens lernen müssen, dass Beziehungen am Ende stets zerbrechen und dass Vertrauen nicht belohnt wird, und daraus die Konsequenz gezogen, dass es das Beste ist, von vornherein Kontakt zu vermeiden: Isolation als vermeintlich sicherer Hafen.

Zur besonderen Einsamkeit der Obdachlosigkeit trägt auch das ständige Gehetztsein bei. Viele Wohnungslose folgen einem eng getakteten Tagesablauf: Morgens früh die Sachen in einer Einrichtung einschließen, dann schnell zu einer anderen, um ein Frühstück zu erhalten, weiter zu einer Kleiderstelle, wieder woanders nach Post fragen, zu einem Aufenthaltsort, einer Waschgelegenheit, einer Lebensmittelausgabe, einer medizinischen Versorgung. Ohne Pause auf der Suche nach Wärme, Trockenheit, Essen, Trinken, Geld oder Suchtmitteln, immer auf dem Sprung – da bleibt kaum Zeit, Bekanntschaften zu schließen oder sich mit sich selbst zu beschäftigen, die Gründe der eigenen Not zu bedenken und gemeinsam mit einem Sozialarbeiter über Lösungen nachzudenken.

Eine weitere Besonderheit ergibt sich daraus, dass Obdachlose ausschließlich im öffentlichen Raum, ohne Schutz und Rückzugsmöglichkeiten leben. Immer sind sie von Menschen umgeben, gehen andere an ihnen vorbei, können andere sie sehen. Das führt dazu, dass gläserne Wände zwischen ihnen und den anderen wachsen. Sie selbst versuchen, sich mitten im ununterbrochenen Ausgesetztsein Bruchstücke von Privatheit zu schaffen. Mit einfachsten Mitteln grenzen sie sich ab, und wenn es nur der eigene Rücken ist, den sie den Blicken der Passanten zuwenden. Diese wiederum haben es eingeübt, sie zu sehen und dabei zu übersehen. Aus den Augenwinkeln registrieren sie die Elenden. Den Blickkontakt vermeiden sie ebenso wie ein Gespräch. Angst und Abscheu mögen bei manchen ein Grund dafür sein, oft ist es nur eine Unsicherheit, wie man sich verhalten soll, was einen erwartet, ob man angebettelt wird. Dabei wäre für obdachlose Menschen wenig so wichtig, wie ohne Vorurteile als Mitmenschen angesehen zu werden.

Sind die obdachlosen Menschen allerdings suchtkrank oder psychisch krank, im Rausch oder in einem Ausnahmezustand, ist Kommunikation kaum möglich. Es ist nicht zuletzt diese andauernde Einsamkeit, die dazu führt, dass einige Obdachlose sich irgendwann aufgeben, in der Sucht, der Psychose oder Depression untergehen, das Gefühl für sich selbst, den eigenen Körper, die Scham verlieren. Sie betrachten sich dann nicht mehr mit den Augen der anderen, denn diese leben für sie auf einem anderen Stern. Es gibt Menschen, die auf der Straße so verelenden, dass Sozialarbeitern wenig übrig bleibt, als Hospizarbeit unter freiem Himmel zu leisten.

Viele Obdachlose würden sich selbst vielleicht nicht als einsam und hilfsbedürftig beschreiben, solange sie auf der Straße halbwegs klarkommen. Aber irgendwann kann ihnen bewusst werden, dass sie allein nicht weiterkommen: wenn sie Gewalt erfahren haben, sie ausgeraubt wurden, Kälte und Nässe nicht mehr auszuhalten sind, die Angst in der Nacht unerträglich wird. Besonders erschreckend ist für viele der Gedanke, allein auf der Straße zu sterben. Dann gibt es für die Mitarbeitenden der Hilfseinrichtungen die Chance, mit ihnen einen gemeinsamen Weg zu beginnen. Oft tragen Obdachlose eine Geschichte gescheiterter Beziehungen mit sich herum. Auch mit Sozialarbeitern haben sie manchmal ungute Erfahrungen gemacht: Sie selbst konnten Verabredungen nicht einhalten, oder sie wurden enttäuscht oder bevormundet.

Aber während der Corona-Zeit, als die Schwierigkeiten der Obdachlosen sich besonders zuspitzten, gab es auch erstaunlich gute Erfahrungen. In einigen Städten wurden Obdachlose ohne Vorbedingungen in den leerstehenden Hotels untergebracht, plötzlich hatten sie ein eigenes Zimmer und konnten sich neu organisieren. Wichtig aber blieb gerade jetzt die zuverlässige Begleitung, denn manche waren in ihrem neuen Zuhause auf eine neue Weise einsam. Eine solche Hilfe geht über das hinaus, was Ehrenamtliche leisten können, denn Obdachlose brauchen das Recht auf eine Wohnung, sie benötigen öffentliche, nicht kommerziell genutzte Räume, in denen sie sich aufhalten können. Auch die Einsamkeit der Obdachlosen ist eben mehr als ein persönliches Schicksal oder ein intimes Gefühl. Sie ist politisch.

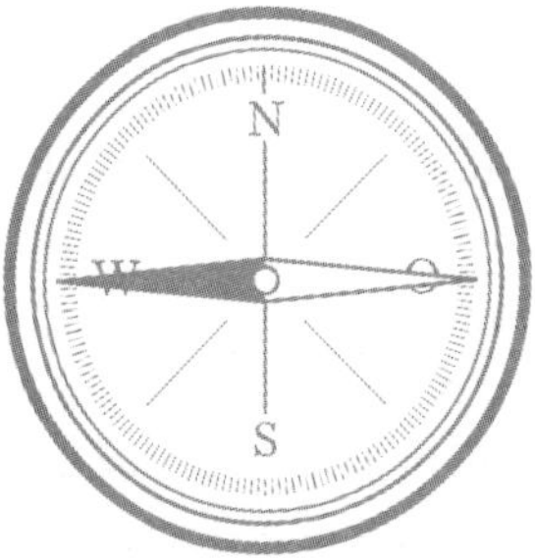

OSTEN

7. Wege und Orte der Befreiung

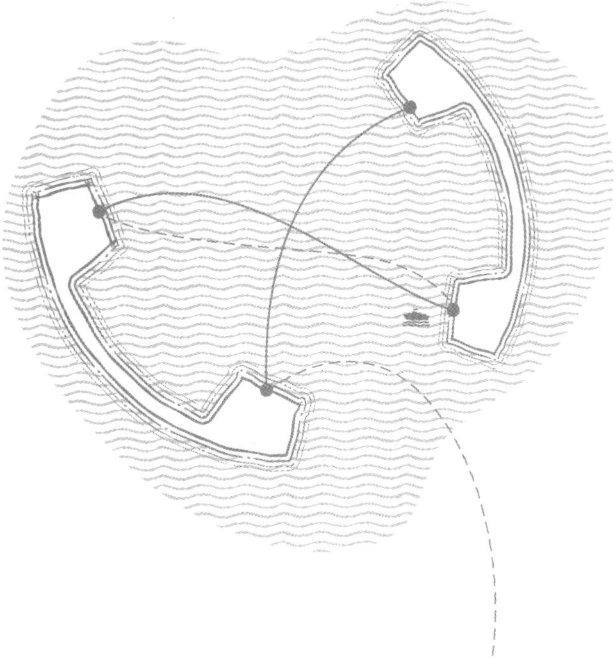

Es war zu der Zeit, da Gott Erde und Himmel machte. Kein Mensch war da. Gott machte den Menschen aus Staub von der Erde und blies ihm den Hauch des Lebens in seine Nase. Er pflanzte einen Garten und setzte den Menschen hinein. Er sprach: «Es ist nicht gut, dass der Mensch allein sei.»

Aus dem zweiten Kapitel der Bibel

Zu Besuch: Die frühen Christen und die moderne Gefängnisseelsorge

Das einfachste Mittel, um einem einsamen Menschen zu helfen, ist, ihn zu besuchen. Deshalb gehört der Besuch zu den klassischen Werken christlicher Barmherzigkeit. Natürlich haben die Christen die Barmherzigkeit nicht erfunden. Im Alten Orient wusste man schon, dass es zur Menschlichkeit gehört, sich der Not anderer anzunehmen. Aber die Christen haben das, was dabei zu tun ist, zu sieben Hauptwerken gebündelt und dabei gleich zwei Mal das Wort «besuchen» eingefügt: die Hungernden speisen, den Dürstenden zu trinken geben, die Nackten bekleiden, die Fremden aufnehmen, die Kranken besuchen, die Gefangenen besuchen, Tote begraben. Sie haben sich dazu von dem moralischen Wissen des Alten Testaments und des Alten Orients anregen lassen, zum Beispiel von Jesus Sirach, einem Weisheitslehrer aus dem zweiten Jahrhundert vor Christus, von dem diese Handlungsanweisungen stammen:

> **Reiche dem Armen deine Hand. Erfreue jeden, der es für sein Leben braucht, mit einer Gabe. Und den Toten verwehre die letzte Wohltat, ein anständiges Begräbnis, nicht. Lass die Weinenden nicht ohne Beistand, sondern trauere mit den Trauernden. Zögere nicht, einen Kranken zu besuchen; denn dafür wird man dich lieben.**

Was sich so selbstverständlich liest, war doch höchst bemerkenswert und mutig. Einen Kranken zu besuchen, konnte in der Antike mit erheblichen Gefährdungen und großer Angst verbunden sein. Auch wurden Trauernde oft genug gemieden und ausgegrenzt. Man brauchte innere Stärke und eine außergewöhnliche Bereitschaft zum Mitleiden, um in ein Haus des Unglücks zu gehen.

Wie wichtig, aber auch wie zwiespältig für einen vom Schicksal geschlagenen Menschen der Besuch guter Freunde sein kann, musste Hiob erfahren. Gott hatte diesem rundum glücklichen Mann alles genommen: seinen Besitz, seine Kinder, seine Gesundheit. Nackt und allein saß er da. Nur seine Frau war ihm geblieben. Aber eine große Stütze war sie ihm nicht. Ihr einziger Rat für ihn lautete: «Leg deine Frömmigkeit ab, verfluche deinen Gott und stirb!» Dann jedoch kamen drei Freunde zu Besuch. Sie hatten einen weiten Weg auf sich genommen, um mit ihm zu klagen und ihn zu trösten: Elifas kam aus Teman, Bildad aus Schuach und Zofar von Naama. Als sie ihren Freund Hiob sahen und kaum wiedererkannten, begannen sie zu weinen, zerrissen ihre Kleider, warfen sich Staub auf den Kopf und setzten sich neben ihn. Dadurch machten sie sich mit ihm gemein. Sieben Tage und sieben Nächte saßen sie so neben ihm, hörten seine Klage an, weinten mit ihm und schwiegen. Das wird ihm gutgetan haben. Hätten sie es doch dabei belassen! Aber nach einer Woche stiller Seelsorge konnten sie nicht mehr an sich halten und begannen, dem Verzweifelten ihre Deutung seines Schicksals sowie unerbetene Ratschläge aufzudrängen: Der Grund seines Unglücks müsse eine Schuld sein, denn Gott strafe niemanden ohne Grund, er solle also seine Schuld eingestehen und Gott um Vergebung bitten. Das führte zu einem erbitterten Streit, langen Reden und fruchtlosen Widerreden. «Ihr seid schlechte Tröster!», schrie Hiob ihnen entgegen, und er muss sich gewünscht haben, sie wären nicht zu Besuch gekommen. Schließlich setzte Gott dieser Heimsuchung ein Ende, wies alle zurecht, erklärte seine Sicht der Dinge und setzte Hiob wieder in sein ehemaliges Glück ein.

Jemandem, der traurig, verlassen und verzweifelt ist, einen Besuch abzustatten, ist eine Kunst. Nicht jeder beherrscht sie. Einfacher und eingeübter war es in der Antike, einen Besuch zu empfangen und Gastfreundschaft zu gewähren. Dies ist ja die selbstverständlichste Tugend vieler frühen Kulturen. Auch für die ersten Christen hatte sie eine große Bedeutung. Dafür gab es auch praktische Gründe, denn der neue Glaube hätte sich nicht verbreitet, hätten seine Boten sich nicht darauf verlassen können, bei Glaubensgeschwistern in der Fremde Aufnahme zu finden. Deshalb findet sich kaum eine Mahnung so häufig in ihren Schriften wie diese: «Übt Gastfreundschaft!» Genauso wichtig aber war es den frühen Christen, selbst andere Menschen zu besuchen. Das mag nicht selten eine größere Herausforderung gewesen sein, denn wer zu Besuch kommt, betritt den Privatbereich eines anderen und setzt sich damit einer Situation aus, die er nicht beherrscht. Doch welche Verheißungen in einem Besuch lagen, hatte ihnen Jesus von Nazareth vorgeführt. Als heimatloser Wanderprophet hat er niemals Gastfreundschaft geübt, sondern immer nur in Anspruch genommen. Viele wollten ihn zu sich einladen, denn wo er war, konnten Wunder geschehen. Mancher dachte zwar, er sei es nicht wert, dass Jesus unter seinem Dach einkehre. Aber gerade zu solchen ging er besonders gern.

Einmal zog Jesus durch Jericho. Die Leute kamen aus ihren Häusern und drängten sich um ihn. Ein kleiner Mann, Zachäus mit Namen und Zöllner von Beruf, wollte auch zu ihm, kam aber nicht durch die dicke, hohe Mauer aus Menschen. Doch er war nicht dumm, lief den Weg, den Jesus nehmen würde, voraus und kletterte auf einen Baum. Als Jesus vorbeikam, schaute er empor und sah den Mann auf einem Ast sitzen. «Komm herunter!», rief er ihm zu, «ich will heute zu dir kommen und in deinem Haus bleiben.» Zachäus führte den Überraschungsbesuch in sein großes, leeres Haus, das lange keine Gäste empfangen hatte. Doch die Freude des einen war der Ärger der anderen. «Wie kann er nur», erzürnten sich rechtschaffene Leute, «bei einem Zöllner, einem Betrüger und Volksfeind, einkehren und mit ihm essen, so als gehörte der dazu?» Zachäus jedoch war wie verwandelt von der Freude über diesen Besuch und gelobte: «Die Hälfte meines Besitzes gebe ich den Armen und das, was ich anderen abgepresst habe, gebe ich vierfach zurück.»

Allerdings besuchte Jesus nicht nur die Verlorenen, sondern auch die Frommen, mit denen er regelmäßig stritt, weil er mit seinen Heilungen, etwa am Sabbat, gegen die herrschende Ordnung verstieß. So folgte er einmal der Einladung eines Pharisäers. Während er aß und trank, trat von hinten eine Frau an ihn heran. Sie war nicht erwünscht, denn sie galt als Sünderin. Sie nahm die Füße Jesu, weinte, wusch sie mit ihren Tränen, küsste sie, trocknete sie mit ihren Haaren und salbte sie mit einem kostbaren Öl, das sie in einem Alabastergefäß mitgebracht hatte. Der Hausherr war empört und wartete, ob sein Gast bemerken würde, was für eine Frau ihn da berührte. Doch Jesus erkannte, was er dachte, und sagte ihm: «Ihr wird viel vergeben, denn sie hat viel geliebt.» Und zu der Frau gewandt: «Dir sind deine Sünden vergeben.» Als die anderen Gäste darüber zu streiten begannen, wer die Vollmacht zur Vergebung habe, sagte er ihr: «Dein Glaube hat dir geholfen. Geh in Frieden!»

Die ersten Christinnen und Christen nahmen sich Jesus zum Vorbild. Sie besuchten Notleidende mit einem Eifer, als würden sie ihren

Christus selbst besuchen. Dabei gingen sie einen entscheidenden Schritt über ihn hinaus, weil sie begannen, auch bei Fremden einzukehren. Wer aber die Gastfreundschaft eines Fremden annahm, aß auch bei ihm und verstieß dabei mit Sicherheit gegen Speisegebote. Doch das Besuchen wurde den ersten Christen wichtiger als das Gesetz. So entwickelte sich aus dem Einkehren bei anderen langsam eine Mission, die weit über Israel hinausgehen und Menschen aus allen Völkern für den neuen Glauben gewinnen sollte. Eine Erinnerung an diese Anfänge hat sich übrigens bei den Herrnhutern, einer Gemeinschaft frommer Protestanten, erhalten. Als sie im 18. Jahrhundert zu weiten Reisen aufbrachen, benutzten sie nicht das Wort «Mission». Sie sagten einfach: «Wir wollen die Mohren aus St. Thomas besuchen.» Oder: «Wir wollen nach den Eskimos auf Grönland sehen.» Sie folgten damit keiner ausgeklügelten, eigennützigen Strategie. Allerdings hatte sie keiner eingeladen.

Um verlässlich dafür Sorge zu tragen, dass niemand vergessen werde, richteten die Gemeinden der antiken Kirche einen Besuchsdienst ein, den vor allem Diakone versahen. «Straße für Straße gingen sie in fremde und gerade die ärmsten Häuser, um ihre Schwestern und Brüder zu besuchen», liest man in einer Quelle: «Tag und Nacht und überall schauten sie umher, verachteten dabei weder die Armen, noch bevorzugten sie die Reichen. Sie sollen die Notleidenden ausfindig machen und ihnen Anteil an den Spenden der Gemeinde geben, die Vermögenden aber dazu anhalten, zu den guten Werken beizutragen.»

Außer den Armen und Kranken widmete sich der frühchristliche Besuchsdienst den Gefangenen. Das waren oft Menschen, die wegen Schulden, besonders wegen Steuerschulden, eingekerkert worden waren, sowie – und ihnen galt natürlich eine besondere Fürsorge –

Gemeindeglieder, die wegen ihres Glaubens gefangen genommen waren. Sie wurden nicht allein gelassen. Abgesandte der Gemeinde kamen, brachten Nahrung und Geld – um die Wachen zu bestechen –, trösteten, beteten, begleiteten die Glaubenszeugen zum Prozess und im schlimmsten Fall bis zur Richtstätte. Manche Diakone ließen sich sogar als Wärter einstellen, um den ihnen Anvertrauten nahe zu sein. Nicht selten konnten sie mit dem Mitleid der Kerkermeister rechnen. Viele machten Besuche im Gefängnis, weil sie sich einen besonderen Segen davon versprachen. Aber wie auch immer die Motive waren, man brauchte Mut. Jeder Besucher konnte selbst zum Gefangenen werden, weil Kaiser Licinius, der letzte Christenverfolger, ein Gesetz erlassen hatte, wonach «niemand sich gegen die Unglücklichen in den Gefängnissen durch Darreichung von Speise menschenfreundlich zeigen oder sich derer, welche in Fesseln vor Hunger verschmachten, erbarmen dürfe».

Die frühen Christen versuchten auch, die Gefangenen aus den Verließen loszukaufen, von den fernen Inseln, zu denen sie verschleppt worden waren, zurückzuholen oder aus den Bergwerken zu befreien, wo sie zu mörderischer Zwangsarbeit verdammt waren. Es ist überliefert, dass ägyptische Christen dafür bis nach Sizilien reisten, und in einigen antiken Bergwerken hat man Reste kleiner Kapellen gefunden, die Besucher gebaut haben müssen. In Ausnahmefällen soll es sogar dazu gekommen sein, dass sich Christen zum Austausch anboten. Sogar Antonius, der doch wie kein anderer in heiliger Einsamkeit lebte, soll seine Isolation aufgegeben haben, um bei einer letzten Verfolgungswelle in Ägypten gefangene Christen zu besuchen und zu begleiten. Über Monate soll er sich um sie gekümmert und sie auf ihrem Leidensweg bis zur Hinrichtung oder ins Bergwerk begleitet haben.

Das massenhafte einsame Leiden der Gefangenen zieht sich wie eine dunkle, vor der Öffentlichkeit verborgene Spur durch die Geschichte der Antike, des Mittelalters und der Neuzeit. Unbeschreiblich war das Elend der Menschen, die in finsteren, schmutzigen, überfüllten Kerkern verschmachteten und unter Hunger, Krankheit und Gewalt litten. Manche wurden freigekauft, andere verurteilt und dann sogleich körperlich bestraft, viele starben in der Haft und wurden irgendwo verscharrt.

Im späten 18. und frühen 19. Jahrhundert wagten sich endlich fromme Außenseiter in diese ekelhaften Verließe, um Gefangene zu besuchen und ihre Lage zu verbessern. Sie wollten Gefängnisseelsorge und -reform miteinander verbinden. Eine von ihnen war Elizabeth Fry. Es war ein Besuch, der ihr die Augen geöffnet hatte. 1813 stand die dreiunddreißig Jahre alte vielfache Mutter vor Londons größtem Zuchthaus: Newgate. Einem spontanen Impuls war sie gefolgt und wollte eine Kleiderspende abgeben – direkt überbringen. Das war höchst ungewöhnlich. Selbst der Gefängnisdirektor näherte sich nur selten den Inhaftierten. Er ekelte sich vor dem Gestank und hatte Angst, sich mit «Kerkerfieber» anzustecken. Wenn es sich aber nicht vermeiden ließ, inspizierte er sie nur kurz und mit schwerem Begleitschutz. Elizabeth Fry ließ sich von den Warnungen der Wärter nicht beirren und ging hinein. Was sie sah, erschütterte sie. Die Abteilung für Frauen war heillos überfüllt, dicht gedrängt standen sie da, einige versuchten, auf offenen Feuern etwas zu kochen, andere wuschen daneben in Zubern die Lumpen, die ihnen als Kleidung dienten, dazwischen wuselten unzählige Kinder umher, Säuglinge lagen auf dem nackten Boden, der nur hier und da von etwas Stroh bedeckt war, überall Dreck und Ungeziefer. Als Elizabeth Fry näher an das große Absperrgitter trat, streckten sich ihr viele schmutzige

Hände und Arme entgegen, dahinter gab es Geschrei und Schlägerei. Gleich am nächsten Tag kam sie wieder und brachte neue Gaben. Diesmal ließ sie sich das Gitter aufsperren und trat mitten in die Menge der Elenden. Diese brachten ihr einen Stuhl, sie setzte sich und hörte ihre Geschichten an. Viele mussten hier schon seit mehreren Jahren ausharren, ohne dass ihnen der Prozess gemacht worden wäre. Sehr viele hatten sich keines anderen Verbrechens schuldig gemacht, als dass sie arm waren und Schulden nicht begleichen konnten.

Elizabeth Fry gehörte der Freikirche der Quäker an – so der Spottname für die Mitglieder der Religious Society of Friends. Sie diente dort als anerkannte Predigerin – eine Undenkbarkeit für alle anderen Kirchen dieser Zeit. Ebenso außergewöhnlich war es, dass sie als Frau in Gefängnisse ging und die Eingesperrten besuchte. Doch Quäker fühlten sich in besonderer Weise den frühchristlichen Tugenden verpflichtet. Einige von ihnen dürften zudem nicht vergessen haben, wie die ersten Mitglieder ihrer Gemeinschaft selbst inhaftiert worden waren. Vor allem aber trieb sie der Glaube an, dass jeder, auch der erbärmlichste Mensch, das Licht Gottes in sich trage und eine unverlierbare Würde besitze.

Nach Elizabeth Frys erstem Besuch vergingen vier Jahre, ehe sie aktiv werden konnte, weil ihre Familie – lauter Bankiers – zunächst erhebliche finanzielle Probleme lösen musste. Dann aber konnte sie sich ihrer selbstgewählten neuen Aufgabe widmen. Als Erstes baute sie für die gefangenen Kinder eine Schule auf. Zugleich kümmerte sie sich um die Lebensbedingungen der Mütter. Um sie aus ihrer Verwahrlosung zu holen, versuchte sie es aber nicht – wie damals üblich – mit strenger Disziplin. Sie setzte stattdessen auf Überzeugung und Mitwirkung. Gemeinsam mit den Inhaftierten erarbeitete sie

Regeln, um die Hygiene zu verbessern, die Gewalt zurückzudrängen oder den Alkoholismus zu bekämpfen. So wurde vereinbart, Männer und Frauen klarer voneinander zu trennen. Auch sollten die Häftlinge nur noch von Wärtern desselben Geschlechts überwacht werden. Über diese und andere Regeln wurde abgestimmt. Die Häftlinge begannen, sich in kleinen Gruppen selbst zu organisieren. Über einen Verein ließ Elizabeth Fry die Frauen Handarbeiten erlernen und versorgte sie mit Werkzeugen und Materialien, damit sie die leere Zeit im Gefängnis mit sinnvoller Beschäftigung füllen konnten und später nach ihrer Entlassung einen Broterwerb hätten. Ihre Grundüberzeugung lautete: «Strafe darf nicht Rache sein. Sie muss dem Vergehen entsprechen und nur das eine Ziel haben, den Verbrecher zu bessern und damit das Verbrechen zu mindern.» Selbstverständlich war für sie die Seelsorge ein wesentlicher Teil der Hilfe, die eben den ganzen Menschen in den Blick nehmen sollte: «Der Dienst an der Seele ist die Seele des Dienstes!»

Das fand Nachahmung an vielen anderen Orten. Dafür sorgte Elizabeth Fry mit weiten Reisen nach Schottland, Irland, auf das europäische Festland und bis nach Russland. Überall besuchte sie Gefängnisse, sprach mit den Häftlingen sowie den Verantwortlichen und suchte Mitstreiter für humane Haftbedingungen. Auch nach Deutschland kam sie. In Düsseldorf besuchte sie mit Pfarrer Theodor Fliedner das örtliche Gefängnis und inspirierte ihn dazu, es ihr nachzutun. So begründete der «Engel der Gefängnisse» auch in Deutschland die moderne Gefängnisseelsorge und stieß Reformen an. Mindestens so erstaunlich war, dass sie das englische Parlament besuchen konnte, um dort als erste Frau – wie stets in der grauen Quäkertracht – zu sprechen und für neue Gesetze zu werben. Schließlich konnte sie sogar Mitglieder der Oberschicht dazu bewegen, mit ihr

Gefängnisse zu besuchen und sich die Zustände dort endlich mit eigenen Augen anzusehen. Das hatte nach und nach handfeste politische und organisatorische Folgen.

Elizabeth Fry wollte sich auch um die Häftlinge kümmern, die nach Australien verschleppt wurden. Auf offenen Wagen wurden die in Ketten gelegten Männer, Frauen und Kinder durch London gefahren, von der Bevölkerung verhöhnt und mit Dreck beworfen, um auf ein Schiff verladen zu werden. Viele starben auf der monatelangen Passage an Unterernährung oder Krankheiten. Elizabeth Fry besuchte 106 dieser schwimmenden Kerker und überredete die Kapitäne zu grundlegenden Verbesserungen: zu einer erträglichen Unterbringung, halbwegs anständiger Verpflegung, Bereitstellung von Dingen des täglichen Bedarfs sowie von Materialien, die die Frauen für ihre Handarbeiten brauchten, und natürlich einer Bibel. Wieder ordnete sie die Inhaftierten zu kleinen Einheiten, in denen sie einander unterstützen konnten. Am Ende konnte Elizabeth Fry die offizielle Abschaffung dieser Verschleppungen bewirken – eine ihrer vielen epochalen Leistungen. Begonnen hatte alles mit einem Besuch.

Die Sprache entdecken: Helen Keller

Als sie eineinhalb Jahre alt war, erkrankte Helen Keller (1880 bis 1968) schwer, wahrscheinlich an Scharlach oder Hirnhautentzündung. Als sie genesen war, hatte sie ihr Seh- und Hörvermögen verloren. In Tuscambia, einer Kleinstadt in Alabama, wo Helen mit ihrer Familie lebte, gab es für sie keine Hilfe. Blind und taub konnte sie sich mit ihrer Familie nur über einfachste Zeichen verständigen. Doch allzu oft gelang die Kommunikation nicht, was bei Helen schreckliche Wutanfälle auslöste.

Aber Helen hatte nicht nur liebevolle, fürsorgliche Eltern. Knapp vor ihrem siebten Geburtstag bekam sie eine Lehrerin, die ihr Leben verändern sollte. In ihren Erinnerungen hat sie davon wie von einer biblischen Offenbarung erzählt:

So wurde ich aus Ägyptenland geführt und stand vor dem Sinai. Eine göttliche Macht berührte meinen Geist und machte ihn sehen, so dass ich vieles Wunderbare wahrnehmen konnte. Und von dem heiligen Berg hörte ich eine Stimme, die sprach: Wissen ist Liebe und Licht und Sehen.

Helens Lehrerin Anne Sullivan (1866 bis 1936) war selbst sehbehindert und hatte eine schlimme Kindheit überstanden. Vielleicht war sie deshalb so einfühlsam und geduldig. Ihre Eltern waren vor dem Hunger aus Irland in die USA geflohen. Die Mutter verstarb früh, der Vater war Alkoholiker, vernachlässigte und schlug seine Kinder. Doch Sullivan entkam dem Elend. An einem Institut für Blinde ließ sie sich zur Lehrerin ausbilden. Gleich danach, im Alter von einundzwanzig Jahren, kam sie als Hauslehrerin zu Helen. Mit dem Fingeralphabet, einer ganz neuen Methode, versuchte sie, Helen sogleich einzelne Wörter beizubringen.

Am Morgen nach ihrer Ankunft führte mich meine Lehrerin in ihr Zimmer und gab mir eine Puppe … Als ich ein Weilchen mit ihr gespielt hatte, buchstabierte Fräulein Sullivan langsam das Wort «P-u-p-p-e» in meine Hand. Dieses Fingerspiel interessierte mich sofort, und ich begann es nachzumachen. Als es mir endlich gelungen

> war, … errötete ich vor kindlicher Freude und kindlichem Stolz. Ich lief die Treppe hinunter zu meiner Mutter, streckte meine Hand aus und machte ihr die eben erlernten Buchstaben vor. Ich wusste damals noch nicht, dass ich ein Wort buchstabierte, ja nicht einmal, dass es überhaupt Wörter gab … Während der folgenden Tage lernte ich auf diese verständnislose Art eine große Menge Wörter buchstabieren.

Der entscheidende Erkenntnisschritt stand ihr aber noch bevor.

> Wir schlugen den Weg zum Brunnen ein … Es pumpte jemand Wasser, und meine Lehrerin hielt mir die Hand unter das Rohr. Während der kühle Strom über die eine meiner Hände sprudelte, buchstabierte sie mir in die andere das Wort «W-a-s-s-e-r» … Ich stand still, mit gespannter Aufmerksamkeit die Bewegung ihrer Finger verfolgend. Mit einem Mal lag das Geheimnis der Sprache vor mir. Ich wusste jetzt, dass «Wasser» jenes wundervolle, kühle Etwas bedeutete, das über meine Hand strömte. Dieses lebendige Wort erweckte meine Seele zum Leben, spendete ihr Licht, Hoffnung, Freude, befreite sie von ihren Fesseln! … Ich verließ den Brunnen voller Lernbegier. Jedes Ding hatte eine Bezeichnung, und jede Bezeichnung erzeugte einen neuen Gedanken. Als wir ins Haus zurückkehrten, schien mir jeder Gegenstand, den ich berührte, von verhaltenem Leben zu zittern.

An diesem Tag lernte sie noch viele andere Wörter, besonders wichtig waren ihr «Mutter», «Vater», «Schwester», «Lehrerin».

Später lernte sie, Bücher in erhabener Schrift und in Braille-Schrift zu lesen, lernte verschiedene Sprachen, studierte und wurde eine bekannte Schriftstellerin, die sich für Frieden und Bürgerrechte engagierte.

In ihrer Autobiographie *Geschichte meines Lebens*, die Helen Keller mit Mitte zwanzig verfasste, beschreibt sie die Zeit vor ihrer Erweckung zur Sprache als einen vagen Albtraum, als hätte sie in einem Nebel gelebt. Sie hatte keine präzisen Erinnerungen daran, als ob sie diese Zeit nicht wirklich erlebt hätte, weil ihr die Wörter für ihr Erleben fehlten. So schreibt sie zum Beispiel nicht, dass sie sich vor ihrem siebten Geburtstag besonders einsam gefühlt hätte. Liegt es daran, dass sie das Wort «Einsamkeit» nicht kannte?

Eines Morgens legte Fräulein Sullivan zärtlich ihren Arm um mich und buchstabierte mir in die Hand: «Ich liebe Helen.»
«Was ist ‹lieben›?», fragte ich.
Sie zog mich näher zu sich heran und sagte: «Es ist hier drinnen», indem sie auf mein Herz deutete, dessen Schläge ich jetzt zum ersten Mal fühlte. Ihre Worte befremdeten mich aufs äußerste, weil ich damals noch nichts verstand, wenn ich es nicht zugleich berührte …
Meine Lehrerin erklärte mir dann: «Die Liebe kannst du nicht berühren, aber du empfindest das Entzücken, das sie über alles ausgießt. Ohne Liebe würdest du weder glücklich sein noch zu spielen verlangen.»
Mit einem Schlag offenbarte sich die wohltuende Wahrheit meinem Geist – ich fühlte, es gab unsichtbare Bande, die sich zwischen meiner Seele und den Seelen anderer hinzogen.

Zuhören: Die Geschichte der Telefonseelsorge

Als einer der Ersten kam der Baptistenpfarrer Harry Warren in New York bereits 1896 auf die Idee, das Telefon als eine Kontaktbrücke zu Vereinsamten und Suizidgefährdeten zu nutzen. Allerdings scheiterte die Umsetzung an der schlichten Tatsache, dass es damals selbst in New York nicht im entferntesten genug Apparate gab.

Fast sechzig Jahre später nahm ein anderer Baptistenpfarrer diese Idee auf und schaltete 1953 in einer Londoner Zeitung eine berühmt gewordene Anzeige: «Ehe Sie einen Suizidversuch unternehmen, rufen Sie mich an!» Er stand dabei unter dem Eindruck des Suizids einer Vierzehnjährigen, die er hatte beerdigen müssen. Sein anglikanischer Kollege Chad Varah nahm die Initiative seines Kollegen auf – ebenfalls unter dem Eindruck dramatisch hoher Suizidraten im damaligen London. Bald darauf konnte er die Vielzahl der Anrufe, die ihn erreichten, nicht mehr allein bewältigen. Deshalb gründete er in Anspielung auf die neutestamentliche Erzählung vom barmherzigen Samariter die «Samaritans», eine Organisation ehrenamtlicher Frauen und Männer, die nach einer intensiven Schulung sich den Telefondienst teilten.

Damit war die moderne Telefonseelsorge geboren. Nur drei Jahre später, am 5. Oktober 1956, gründete in Berlin der Arzt, Pfarrer und Psychotherapeut Klaus Thomas die «Ärztliche Lebensmüdenbetreuung». Kurz darauf wurden Ableger in Kassel, Frankfurt am Main und weiteren deutschen Großstädten gegründet. Man einigte sich dann aber auf die passendere Bezeichnung «Telefonseelsorge».

Heute arbeiten in Deutschland rund um die Uhr mehr als einhundert – inzwischen weitgehend ökumenische – Telefonseelsorge-Stellen. Seit dem 1. Juli 1997 sind sie aus jedem Ortsnetz in Deutschland kostenfrei unter der einheitlichen Rufnummer 0800/1110111 und 0800/1110222 Tag und Nacht zu erreichen. Die Deutsche Telekom übernimmt die Gebühren. Sie garantiert auch die für diese Arbeit so wichtige Anonymität und den Datenschutz. Seit 1995 sind digitale Mail- und Chatangebote hinzugekommen. Zudem hat die Allgegenwart der Handy-Nutzung allein im Zeitraum von 1997 bis 2000 zu einer Verdoppelung der Anrufe von 1 040 000 auf 2 100 000 im Jahr geführt, mit weiteren Steigerungen in den Folgejahren. Die über achttausend ehrenamtlichen, sorgfältig ausgebildeten und begleiteten Mitarbeiterinnen und Mitarbeiter versuchen, dem gerecht zu werden. Eine Herausforderung für sie ist, dass sich auch das Anrufverhalten verändert hat: Die Gruppe der extrem häufig anrufenden Menschen mit 20 bis 40 Anrufversuchen wächst stetig.

Der Großteil der Gespräche kreist um das seelische Befinden (54,75 Prozent), körperliche Gesundheit (25,5 Prozent), familiäre Konflikte (24,1 Prozent) – und eben auch Einsamkeit (18,1 Prozent). Dabei sind hier nur Menschen gezählt, die persönlich ausdrücklich sagen, dass sie sich isoliert fühlen. Rund zwei Drittel derer, die sich auf den unterschiedlichen Kanälen melden, leben allein.

Die Telefonseelsorge unterstützt zahlreiche Aktionen, die auf das Problemfeld Einsamkeit aufmerksam machen und sich gegen eine Stigmatisierung einsamer Menschen wenden. Der Leiter der Telefonseelsorge Saar, der evangelische Pfarrer Volker Bier, erklärte in einem Interview: «Einsamkeit ist das große Thema einer Gesellschaft, die verarmt. Verarmt an Begegnungen, verarmt an Umarmungen oder einfach nur ärmer geworden an freundlichen Worten zwischen Tür und Angel.»

Philosophie: Der Trost des Boethius

Als der hochverehrte, vornehme und mächtige Philosoph Anicius Manlius Severinus Boethius in Haft saß und auf seine Hinrichtung wartete, tat er etwas, was man sonst nur von vereinsamten Kindern kennt. Er schuf sich eine imaginäre Freundin, die ihn besuchte und tröstete.

Boethius war das Opfer einer dieser unzähligen Intrigen geworden, die an antiken Kaiser- und Königshöfen auch die Glänzendsten und Einflussreichsten plötzlich treffen und mit einem Schlag ins Elend stürzen konnten. Geboren um das Jahr 480 nach Christus – nur kurz nach dem Ende des weströmischen Kaiserreichs –, war er einer der letzten wahren Römer, Sohn einer bedeutenden Senatorenfamilie, Bewahrer und Vermittler all der Bildungsschätze, die bald zum großen Teil verlorengehen sollten. Zugleich hatte Boethius hohe Ehrenämter inne, schließlich übernahm er unter Theoderich, dem König der Ostgoten und Herrscher über Italien, die Oberaufsicht über die Verwaltung dessen Reiches. Doch 523 oder 524 geriet er in Auseinandersetzungen, die ihn zu Fall bringen sollten. Wahrscheinlich zu Unrecht wurde er des Hochverrats bezichtigt, verhaftet, abgesetzt, seiner Besitztümer und seiner Würde beraubt und zum Tode verurteilt. 525 oder 526 wurde das Urteil vollstreckt und Boethius durch das Schwert getötet.

Ungefähr zwei Jahre saß Boethius in Haft. Er muss verzweifelt gewesen sein über seinen unerwarteten, tiefen Fall, verwundet von der Härte des Schicksals, wehrlos in seiner Wut über diese Ungerechtigkeit, verzagt in der Gefangenschaft, ängstlich und beschämt, allein. Da geschieht ein Wunder. Während er unter Tränen versucht, einige wirre Gedanken aufzuschreiben, ist ihm, als ob von oben eine Frau einträte, ehrwürdig ihre Gesichtszüge, funkelnd die Augen, jugendlich-strahlend wirkt sie, obwohl sie sehr alt sein muss und aus einer ganz anderen Zeit zu stammen scheint. Erst wirkt sie auf ihn wie eine Riesin, dann nimmt sie seine Größe an, dann wiederum scheint sie mit ihrem Scheitel den Himmel zu berühren. Sie trägt natürlich allerfeinste Gewänder, aber seltsam: Sie weisen Spuren von Kämpfen auf und sind am unteren Saum wie angebrannt. In ihrer rechten Hand hält die hohe Frau wertvolle Bücher, in ihrer linken ein Zepter.

Ist dies ein Traum? Boethius empfindet diesen Besuch eher als das lang ersehnte Ende seiner Albträume. Die wunderbare Dame vertreibt allerlei Phantasiegestalten, die ihn verwirrt haben. Dann kommt sie näher, setzt sich wie bei einem Kranken an das Ende seines Bettes, eine ebenso intime wie dezente Annäherung. Boethius mag sie zuerst gar nicht ansehen, seine Sehkraft ist zudem von einem Nebel aus Tränen und Schmerzen gehemmt. Noch näher kommt sie, legt ihre Hand auf seine Brust, trocknet seine Tränen mit ihrem Gewand, spricht zu ihm, singt für ihn. In ihren Reden und Versen mischen sich Klage, Mitgefühl, Aufmunterung und Ermahnung.

«Es ist keine Gefahr. Du hast dich nur selbst vergessen. Du musst dich wieder auf dich selbst besinnen. Ich helfe dir dabei. Du kennst mich doch.»

Da schaut Boethius auf, sieht sie an und erkennt ihr Gesicht: Es ist seine ihm von Jugend an vertraute Lehrerin, seine Lebens- und Seelenführerin – Frau Philosophie. Seine Verzweiflung weicht, er ist nicht mehr allein. Er kann es kaum fassen.

«Du bist in die Einsamkeit meines Kerkers gekommen. Du, die Meisterin aller Weisheit und Tugend, hast dich dazu herabgelassen?»

«Sollte ich meinen Zögling verlassen?»

Frau Philosophie ist eine ebenso gütige Freundin wie strenge Lehrerin. Geduldig und präzise unterweist sie ihren verstörten Schüler über den Sinn seines Lebens, erklärt ihm, dass das Glück ein unbeständiger Betrug ist. Ob Reichtum, Ansehen, Macht, Ruhm oder körperliche Lust – es ist alles nichts wert, nur gefährliche Täuschung, zerbrechlicher als Glas, schenkt nicht einmal echte Freude. Die einzige Rettung besteht darin, sich innerlich davon zu lösen. Das Schicksal kann niemand dauerhaft zum eigenen Vorteil lenken. Aber man vermag seinen Blick in eine andere Richtung zu lenken, seine Aufmerksamkeit auf das zu verschieben, worauf es eigentlich ankommt, und sich so über die bitteren Wechselfälle des Lebens zu erheben. Frau Philosophie will ihren verlorenen Schüler zurück in die wahre Heimat seiner Seele führen, in das Reich der überirdischen Wahrheit und unendlichen Freiheit.

«Dein Glück hat dich verlassen. Das musst du mit Gleichmut ertragen. Was suchst du dein Heil auch draußen? Es liegt doch in dir selbst! In dir findest du den Grund alles Seins, das Absolute selbst. In dir lebt Gott und du mit ihm in vollkommener Einheit.»

So spricht Frau Philosophie zu Boethius in langen Reden und vollendeten Versen. In seinen Antworten folgt er ihr Schritt für Schritt und erkennt, was immer schon die Wahrheit seines Lebens gewesen ist. Dann bricht der Dialog ab, wahrscheinlich weil Boethius zur Hinrichtungsstätte muss. Was werden seine letzten Gefühle und Gedanken gewesen sein?

Doch bevor es mit ihm zu Ende ging, wurde aus dem traumhaften Haftbesuch seiner Freundin ein Buch. Wie authentisch es die Situation, Gefühle und Gedanken des Boethius wiedergibt, wissen wir nicht. Wahrscheinlich war es beides – eine heilsame Imagination im Kerker und zugleich eine bezaubernde schriftstellerische Idee, die sich in eine lange Tradition philosophischer Lebenskunst einreiht. Entstanden ist jedenfalls ein Werk, mit dem Boethius sich beim Schreiben vielleicht selbst, ganz sicher aber ungezählte Leser getröstet hat. Auf jeden Fall dürfte diese Arbeit ihm die lange Zeit in Haft verkürzt und – das legen besonders die Gedichte nahe – Freude gemacht haben. Offenbar war sein «Kerker» privilegiert genug gestaltet, um ihm diese Arbeit zu ermöglichen. Sein *Trost der Philosophie* überlebte den Untergang der antiken Kulturwelt, wurde im Mittelalter zur Schullektüre, blieb bis weit in die Neuzeit hinein ein kanonisches Werk, das jeder Gebildete kannte und das vielen in die Seele gesprochen haben muss. Die englische Königin Elisabeth I. hat es sogar selbst ins Englische übersetzt. Ob ihre Rivalin Maria Stuart, die eintausend Jahre später das gleiche Schicksal wie Boethius erleiden sollte, es in der Haft, vor ihrer Hinrichtung lesen durfte?

Heute wirken die Lehren und die Sprache dieses Buches fremd. Sie sind Teil einer fernen, spätantik-neuplatonischen Gedankenwelt, die längst untergegangen ist. Dennoch werden hier Fragen gestellt, über die nachzudenken sich immer noch lohnt, und Fährten gelegt, wie man auch heute mit ihnen umgehen könnte. Zum Beispiel: Was ist Trost? Und wie kann man Trost empfangen, wenn man ganz allein ist? Kann man sich selbst trösten?

Der Problemkern der Einsamkeit besteht für Boethius nicht darin, dass man keine Menschen um sich hat. Es wäre ja nichts damit gewonnen, in Gesellschaft zu sein, wenn dies hieße, in schlechter Gesellschaft zu sein. Vielmehr kommt es darauf an, in Momenten der Verzweiflung wieder zu sich selbst zu finden. Dabei können einem Gesprächspartner helfen, auch wenn man eingesperrt ist: eine imaginäre Freundin oder ein gutes Buch. Schon ist man nicht mehr ganz so allein. Im inneren Dialog können sich dann Wege zu einer Vergewisserung öffnen. Die Gesprächspartnerin des Boethius, Frau Philosophie, war keine göttliche Gestalt, wie etwa die Gottesmutter Maria. Sie wirkte keine Wunder, rettete den zum Tode Verurteilten nicht aus seinem Verhängnis. Aber sie zeigte ihm eine gedankliche Perspektive auf, durch die er – allein durch eigenes Nachdenken – aus seinem Elend aussteigen, sich innerlich befreien und der augenscheinlichen Sinnwidrigkeit seines Geschicks einen besseren Lebenssinn entgegenstellen konnte. In diesem Gegenglück erfuhr er, dass seine Seele einen unendlichen Wert besitzt, dass er auf eine Weise mit der Wahrheit, dem Guten und mit Gott selbst verbunden ist, die ihm kein Gewaltherrscher dieser Erde rauben kann. Äußerlich hatte sich nichts geändert. Boethius blieb eingesperrt, seine Tage waren gezählt. Aber er würde jetzt bei allem, was ihm bevorstand, er selbst bleiben und nicht verlassen sein. Das sollte sein Trost sein, sein Selbst-Trost. Eigentlich hatte er es immer gewusst, nur eben im Wirbel der Not vergessen, nun hatte ihn seine Lehrerin daran erinnert.

So befremdlich und schwer verständlich sich Boethius' *Trost der Philosophie* heute auch lesen mag, so liegt doch eine Lebensweisheit in diesem seinem letzten Buch, die nicht an neuplatonische Spekulationen über die Seele und das Absolute gebunden ist. Man lese zum Vergleich nur in den Briefen, die deutsche Widerstandskämpfer gegen die NS-Diktatur aus der Haft an ihre Frauen und Kinder geschrieben haben. Darin finden sich ganz ähnliche Formen einer Seelsorge, mit denen sie sich selbst und ihre Angehörigen zu trösten versucht haben.

Weihnachten feiern: Charles Dickens und Ebenezer Scrooge

Charles Dickens hat seine berühmte Erzählung *A Christmas Carol in Prose* («Ein Weihnachtslied in Prosa»), die im Deutschen unter dem Titel *Eine Weihnachtsgeschichte* bekannt ist, 1843 geschrieben und veröffentlicht. Seither wurde sie ungezählte Male neu aufgelegt und übersetzt, für das Theater adaptiert oder verfilmt. Manche sagen sogar, Dickens habe damit das moderne Weihnachtsfest erfunden. Erst auf den zweiten Blick erkennt man, dass diese *Weihnachtsgeschichte* hochengagiert eine soziale Agenda verfolgt. Außerdem bietet sie eine ebenso bittere wie weise Lektion in Sachen Einsamkeit. Denn das ist Weihnachten ja auch: eine Zeit der Einsamkeit. Dies bildet die dunkle Kehrseite des leuchtenden Ideals «Fest der Liebe, der Familie, der Kinder». Hier wird sichtbar, dass es Menschen gibt, die daran keinen Anteil haben und dies jetzt besonders schmerzhaft spüren. Zu Weihnachten denken endlich auch andere daran und empfinden Mitleid. Doch die wenigsten sehen, dass Einsamkeit mehr ist als ein trauriges Einzelschicksal, nämlich die Folge eines bestimmten Wirtschaftssystems und seiner Ideologie.

Im Mittelpunkt steht der einsame Ebenezer Scrooge, ein hinreißend unsympathischer Fiesling und Weihnachtsfeind. Dickens erzählt zu seinen Charakterfehlern – dem Geiz, der Gier, Kälte und Gemeinheit – keine Geschichte, sondern stellt Scrooge als Vertreter einer politischen, ökonomischen und sozialen Weltanschauung dar: des blanken Empirismus. Ihm gelten nur Fakten, Daten und Zahlen etwas. Für ihn besitzt allein das einen Wert, was sich als Geldwert beziffern lässt. Etwas Gutes und Schönes, das nur um seiner selbst willen da ist, erscheint ihm als undenkbar. Diese Haltung war der Motor eines ökonomischen Fortschritts, der einige sehr reich gemacht hat – zum Beispiel Scrooge, der für Dickens deshalb weniger ein außergewöhnlich verwerflicher Mensch ist als der beste Repräsentant des kapitalistischen Systems, das viele Menschen ins Elend stößt. Aber die Haltung von Scrooge hat auch etwas Tragisches an sich, weil sie diejenigen, die ihr anhängen und von ihr profitieren, in eine elende Einsamkeit führt.

Was heute für die meisten ein besinnliches Märchen ist, war für Dickens «ein Holzhammer», mit dem er für die Rechte der Armen, vor allem der armen Kinder, kämpfen wollte. Aber er wusste äußerst liebevoll zuzuschlagen, so dass er mit seinem sozialen Protest niemanden verschreckte, stattdessen die Herzen aller Leser gewann. Er selbst soll beim Schreiben – so erinnert es seine Schwiegertochter – im Wechsel geweint und gelacht haben. Dabei wird ihm das Unglück seiner eigenen Kindheit lebendig vor dem inneren Auge gestanden haben. Charles war zwölf Jahre alt, als sein Vater als Schuldner ins Gefängnis gesteckt wurde. Seine Mutter und sieben Geschwister zogen ihm hinterher, wie üblich. Nur Charles blieb draußen, war aber keineswegs frei. In einer Lagerhalle musste er mit anderen Kindern schuften. An Schulbesuch war nicht zu denken. Dickens wusste also aus eigener Anschauung, was Armut und Kinderarbeit bedeuten.

Aus Angst, wieder in Not zu geraten, war Dickens stets darauf bedacht, dass seine Bücher finanziell erfolgreich waren. An die Veröffentlichung der *Weihnachtsgeschichte* hatte er hohe wirtschaftliche Erwartungen und kämpfte deshalb entschlossen gegen Verletzungen seines Urheberrechts. Ihm dürfte der Antiheld seiner Weihnachtsgeschichte nicht zuletzt deshalb so gut gelungen sein, weil er selbst ein gutes Stück «Scrooge» in sich trug. Sonst wäre keine so faszinierende und vielschichtige Figur entstanden, vor der man Abscheu empfindet, für die man aber auch Mitleid hat, über die man sich empört und der man trotzdem wünscht, dass ihre Geschichte ein gutes Ende nehmen möge. So wie der Autor werden viele seiner Leser in diesem Scrooge ihre eigene Sucht nach Geld gespiegelt gesehen haben, aber auch ihre Sehnsucht, davon befreit zu werden.

Doch bis zum Happy End ist es in der *Weihnachtsgeschichte* ein langer Weg. Dickens schildert ihn als Prozess einer Verwandlung, in der aus einer Geldzählmaschine wieder ein Mensch und ein Reicher von seiner Einsamkeit erlöst wird. Der alte Kaufmann Scrooge sitzt am Vorabend des Weihnachtsfestes einsam in seinem kalten Kontor. Sein Neffe erscheint wie jedes Jahr, um ihn zur Feier einzuladen. Vergeblich wie stets, denn er hat es mit einem besonders hartnäckigen Fall von Weihnachtsfeindlichkeit zu tun. Auf seinen Gruß – «Fröhliche Weihnachten!» – antwortet der Onkel: «Humbug!» Für ihn ist dieses Fest bloß eine lästige Störung seiner Geschäfte: «Was ist Weihnachten anderes als eine Zeit, in der man offene Rechnungen ohne Geld begleicht?» Seine Laune bessert sich nicht, als zwei Spendensammler anklopfen. «Gibt es nicht genügend Gesetze zur Unterstützung der Armen und dazu noch Arbeitshäuser und Gefängnisse? Und wenn sie sterben sollten, wäre das nicht sinnvoll? So würde doch der Bevölkerungsüberschuss vermindert!» Mit solchen Sprüchen vertrat Scrooge die offizielle Sozialpolitik seiner Zeit. Diese war darauf ausgerichtet, die Armen zu disziplinieren, zu drangsalieren, zu bekämpfen und nötigenfalls wegzuschaffen. Auch sie sollte sich rechnen und dabei kein falsches Mitleid zeigen.

Doch dann treten zauberhafte Gestalten auf. Als Scrooge abends nach Hause kommt, erscheint ihm die Seele seines verstorbenen Geschäftspartners. Ketten hängen an ihm, und an den Ketten hängen

Geldkassetten – ein schauerlicher Anblick, ein gespenstischer Spiegel für Scrooges eigene Gier. Es folgt der «Geist der vergangenen Weihnacht». Er nimmt Scrooge mit auf eine Reise durch sein bisheriges Leben und führt ihn tief ins Innere seiner verborgenen, verschütteten Erinnerungen. Scrooge begegnet sich selbst als Kind, einsam und ungeliebt, dem aber Bücher Trost spendeten: *Ali Baba* und *Robinson Crusoe* – ach, der Zauber der Literatur! Er sieht sich als erwachsenen Mann, der ein letztes Mal mit seiner Verlobten spricht. Sie will ihm ihre Liebe schenken, mit ihm eine Familie gründen. Doch das hätte ihn zu sehr von seinen Geschäften abgelenkt, unnütze Kosten produziert. Da hält er es für klüger, sie zu verstoßen. Längst vergessene Empfindungen überkommen ihn bei diesen Erinnerungen: Melancholie, Sehnsucht, Scham und Reue.

Der «Geist der diesjährigen Weihnacht» führt Scrooge durch ein frohgelauntes London und zeigt ihm all die unschuldigen Freuden, die dieses Fest bereithält: die köstlichen Speisen, herrlich anzusehen und himmlisch duftend, das Gebäck, die Braten, Spezialitäten, gebratenen Mandeln, kandierten Früchte ... Kein Konsumexzess ist dies, sondern schlichte schöne Sinnlichkeit, Sinnbild eines Festes, in dem Menschen die Fülle des Lebens genießen und andere daran teilhaben lassen. Es braucht dafür gar nicht viel Geld, nur Herzenswärme. Das lehrt der «Geist der diesjährigen Weihnacht» seinen alten Schüler, indem er Scrooge in das Haus seines Buchhalters Bob Cratchit führt. Wunderbar ist, was er dort entdeckt: eine arme Familie, die reich ist an Liebe. Fröhlich feiert sie und denkt dabei sogar an ihn, den hundsgemeinen Ausbeuter. Denn Bob Cratchit erhebt sein Glas und lässt alle auf seinen Chef anstoßen – es sei doch Weihnachten. Mehr noch rührt den unsichtbaren Gast das jüngste Kind der Familie: Tiny Tim – ein Knabe an Krücken, mit einem harten Husten, mangelernährt, medizinisch unterversorgt, doch mit einer großen Seele begabt. Auf einmal empfindet Scrooge ein ihm bisher verborgenes Gefühl. Voller Mitleid und echter Sorge fragt er den Geist, ob dieser Junge noch lange leben werde. Doch der antwortet ihm mit einem Scrooge-Zitat: Wäre es nicht besser, wenn Tiny Tim stürbe – mit Blick auf den Bevölkerungsüberschuss? Dann übergibt er ihm zwei Kinder, die er unter seinem Umhang versteckt gehalten hatte. Sie sehen fahl aus, mager, zerlumpt, in ihren Augen ein wölfischer Blick. Solche Wolfskinder lebten damals tatsächlich mitten in London. Der Geist nennt ihre Namen: «Unwissenheit» hieße das eine, «Mangel» das andere. Ob sie denn kein Zuhause hätten, will Scrooge wissen. Wieder antwortet ihm der Geist mit seinen eigenen Worten: Doch, es gebe ja genügend Arbeitshäuser und Gefängnisse für die Armen.

In der nächsten Strophe dieses «Weihnachtsliedes» erscheint der «Geist der zukünftigen Weihnacht». Auch er führt Scrooge durch die Londoner Straßen. Aber von Festfreuden ist nichts mehr zu spüren. In der dunklen Kälte stoßen sie auf eine Gruppe Männer, die über den Tod eines Kaufmanns sprechen: Was für ein Geizhals das war, von niemandem geliebt, um den würde niemand trauern! Erschüttert über das, was sein eigenes Schicksal sein würde, fleht Scrooge den Geist an, ihm Menschen zu zeigen, die echte Liebe für einen Verstorbenen empfinden. Wieder wird er zum Haus seines Buchhalters geführt: Tiny Tim ist gestorben, aber wie herzzerreißend schön teilen Vater, Mutter und Geschwister ihren Schmerz! Scrooge kann nicht mehr, er will sich von Grund auf ändern: «Ich will nicht der Mensch sein, der ich geworden wäre, ohne euer Dazwischentreten.»

Da wacht er endlich auf. Es ist Weihnachten. Er fühlt sich wie ein neugeborenes Kind. Er steht auf, läuft hinaus und lacht – das erste Mal seit unvordenklicher Zeit. Auf der Straße begegnet er den beiden

Spendensammlern und sagt ihnen eine große Summe für die Armen zu. Er besucht seinen Neffen und feiert mit ihm. Dann geht er mit einem riesigen Truthahn beladen zur Familie Cratchit, erklärt seinem verdutzten Angestellten, dass er sein Gehalt erhöhen werde, sich des kranken Tiny Tim annehmen und ihm ein großzügiger Förderer werden möchte. Das letzte Wort hat dieses Kind. Denn Weihnachten ist ein Kinderfest, nicht zuletzt, weil es manchem alten bösen Mann die Gnade gewährt, das innere Kind in sich selbst wiederzuentdecken, aus seiner selbst verschuldeten Einsamkeit herauszutreten, endlich ein menschlicher Mensch zu werden. Mit dem Wunsch «Gott segne jeden von uns» setzt Tiny Tim den Schlussakkord zu diesem modernen «Christmas Carol».

In der Sackgasse: Das britische Einsamkeitsministerium

In vielen der Zeitungsartikel über Einsamkeit konnte man lesen, dass es in England ein Einsamkeitsministerium gebe. Anfangs war dies häufig mit einem ironischen Unterton verbunden. Doch spätestens mit der Corona-Pandemie und der nicht mehr zu leugnenden Dramatik des Problems wurde daraus eine Klage und schließlich eine politische Forderung: So etwas brauchen wir auch, mindestens einen «Einsamkeitsbeauftragten der Bundesregierung»! Aber was ist das sagenumwobene englische Einsamkeitsministerium in Wirklichkeit?

Als 2018 in Großbritannien ein Einsamkeitsministerium eingeführt wurde, verstieg sich die Premierministerin Theresa May in schwindelerregende rhetorische Höhen. Diese neue Regierungsposition habe «die Mission zur Beendigung von Einsamkeit in unserem Leben». Dass die erste Amtsinhaberin, die konservative Parlamentsabgeordnete Tracey Couch, schon nach wenigen Wochen zurücktrat, hatte aber nichts mit derart hochgesteckten Erwartungen zu tun, sondern mit einem Streit über die Reglementierung von Wett- und Spielautomaten. Denn als *Minister for Sport, Civil Society and Loneliness* war sie – worin eine absurde Konsequenz liegt – auch für diese Suchtmaschinen zuständig. Ihr folgte die Fraktionskollegin Miriam Jane Alice Davies, die vor allem Interviews führte, denn das Medieninteresse war gewaltig. Dabei leitete Davies weder ein neues noch gar ein selbständiges Ministerium im deutschen Sinne, sondern sie war *Minister for Sport, Civil Society and Loneliness at the Department for Digital, Culture, Media and Sport*. Nach bloß einem Jahr fiel sie einer der unzähligen Kabinettsumbildungen in Brexit-England zum Opfer. Die gegenwärtige Einsamkeitsministerin ist Baronesse Diana Barran, eine ehemalige Hedgefonds-Managerin. Ihr offizieller Titel lautet nun: *Parliamentary Under Secretary of State (Minister for Civil Society and Digital Culture, Media and Sport)*. Das weltweit erste Einsamkeitsministerium ist also nicht mehr als eine inhaltliche Sonderbeauftragung einer nachgeordneten Staatssekretärin oder politischen Beamtin ohne politische Macht.

Die Finanzmittel, die zur Verfügung stehen, sind überschaubar. Davies konnte noch erklären, dass sie mit 11,5 Millionen Pfund 126 Projekte fördern würde, die Menschen helfen sollten, Kontakte zu knüpfen. Wie langfristig diese Förderungen angelegt waren, sagte sie nicht. Ihre Nachfolgerin Baronesse Barran verkündete, sie wolle 5 Millionen Pfund einsetzen, um Projekte für Menschen zu unterstützen, die durch die Corona-Pandemie in Einsamkeit geraten seien. Außerdem wollte sie eine Internetkampagne starten, um dem

Thema das Stigma zu nehmen, sowie eine Netzwerkbildung in Gang setzen. Es scheint also in der Zwischenzeit eine Kürzung des Budgets um 50 Prozent stattgefunden zu haben. Als ehemalige Hedgefonds-Managerin dürfte Baronesse Barran wohl auch an andere Summen gewöhnt sein. Wenn man zudem bedenkt, mit welcher Härte die englische Regierung in den Jahren nach der Finanzkrise 2008 in der Sozial- und Infrastrukturpolitik gespart hat und wie deplorabel ihre Gesundheitspolitik in der Corona-Krise ausfiel, gewinnt man den Eindruck, als handle es sich bei der vermeintlich epochalen Errichtung eines «Einsamkeitsministeriums» lediglich um eine allerdings erfolgreiche Marketingmaßnahme, einen typisch englischen *spin*. Man darf sich auch an einen klassischen Sketch von Monty Python erinnert fühlen: *The Ministry of Silly Walks*. Der Spott ließ daher auch nicht lange auf sich warten. Der US-amerikanische Satiriker Stephen Colbert kommentierte:

> **Das ist so britisch. So lange haben sie eines der bedrückendsten menschlichen Probleme nicht beachtet, und dann kommen sie mit der bürokratischsten aller möglichen Lösungen an. Wie soll das bloß funktionieren? – «Das Ministerium für Einsamkeit hat Ihren Antrag geprüft. Leider mussten wir feststellen, dass Sie nicht einsam genug sind. Ihr Antrag auf mehr Zuneigung wird deshalb abgelehnt. Wenn Sie jedoch Ihre Gefühle in sich hineinfressen wollen, empfehlen wir Ihnen, sich an das Ministerium für Pudding zu wenden.»**

Eine gewisse Ernsthaftigkeit kommt dieser Einrichtung jedoch durch seine Entstehungsgeschichte zu. Am 16. Juni 2016 war die Labour-Abgeordnete Joe Cox ermordet worden. Eine Woche vor dem Brexit-Referendum hatte bei einer öffentlichen Veranstaltung ein

Rechtsextremist auf sie geschossen und mehrfach auf sie eingestochen. Auch wenn er ein Einzeltäter gewesen sein soll, fügt sich sein Terrorakt im Namen von «Britain First» in die aufgeheizte Situation kurz vor der Abstimmung. Tief war die Erschütterung im ganzen Land. Da Joe Cox sich in beeindruckender Weise für soziale Fragen eingesetzt hatte, entstand der Wunsch, ihr Vermächtnis zu bewahren. Eine ihrer letzten Initiativen war die Gründung einer parteiübergreifenden parlamentarischen Arbeitsgruppe zum Thema Einsamkeit gewesen.

Nach ihrer Ermordung übernahmen ihre Tory-Kollegin Seema Kennedy und ihre Labour-Kollegin Rachel Reeves die Leitung der *Joe Cox Commission on Loneliness.* Ende 2017 veröffentlichte diese das Strategiepapier *Combating Loneliness – One Conversation at a Time.* Die darin entwickelten Vorschläge wurden im Januar 2018 von Premierministerin Theresa May entgegengenommen und in ein Regierungsprogramm überführt. Für dessen Umsetzung sollte nun das neue Einsamkeitsministerium zuständig sein. Hierin kann man ein seltenes und schönes Stück politischer Sacharbeit über Parteigrenzen hinweg sehen, in dem der Schock und die Trauer über einen Terrorakt zu etwas Gutem geführt hat. Bei weniger gutem Willen jedoch könnte man darin auch den Versuch erkennen, von eigenen Anteilen an einer hochaggressiven Polarisierung des Landes abzulenken oder gar ein Thema der Gegenseite für sich zu reklamieren.

Die *Joe Cox Commission on Loneliness* unterbreitete folgende Vorschläge: Es sollten Daten gesammelt und ein nationaler Einsamkeitsindex entwickelt werden, der genauere Auskunft über das Ausmaß und die regionalen Ausformungen des Problems liefern sollte. Bisherige Maßnahmen sollten statistisch ausgewertet und auf ihre Wirksamkeit untersucht werden. Eine Medienkampagne sollte eine gesellschaftliche Debatte über das bislang tabuisierte Thema eröffnen. Die verschiedenen Akteure in diesem Feld sollten miteinander vernetzt und Beispiele gelingender Arbeit ausgetauscht werden. Kritische Anfragen an das herrschende Wirtschafts- und Gesellschaftssystem und damit auch an die konservative Austeritätspolitik fehlen. Auch die von der Wirtschaft geforderte Mobilität und Flexibilität der Arbeitnehmer, die *trigger points of loneliness*, also die Lebenssituationen, in denen man aus einem vertrauten Umfeld herausgerissen wird und verlässliche Beziehungen verliert, gerieten nicht ins Visier der Kommission.

Inzwischen wird auch in Deutschland gefordert, der Staat solle sich des Problems der Einsamkeit annehmen, da die Corona-Krise zu viel mehr Einsamkeit geführt habe. Das Familienministerium erklärte, «Maßnahmen, Strategien und Konzepte im Kampf gegen die Einsamkeit» prüfen zu wollen. Die familienpolitische Arbeitsgruppe der CDU/CSU-Bundestagsfraktion erarbeitete ein «Positionspapier Einsamkeit». Es sieht vor, das fundamentale Menschheitsproblem im Rahmen eines «nationalen Aktionsplans» anzugehen, ja zu bekämpfen. Dazu wird die Errichtung der Stelle eines «Einsamkeitsbeauftragten» gefordert, der als «zentraler Ansprechpartner» fungieren und «die Umsetzung der Strategie über die Ressorts und Ebenen hinweg koordinieren» soll. Mehr Forschung soll institutionalisiert werden, denn die «Maßnahmen sollen datenbasiert und zielgerichtet auf lokale Bedarfe antworten». Natürlich muss es auch eine Medienkampagne und Vernetzungen geben. Bemerkenswert ist dabei der Kontrast zwischen der Aktivitätsankündigung und dem Drängen auf messbare Erfolge einerseits und der Unklarheit darüber, was genau die Forderungen bewirken sollen und was die eigentlich Betroffenen davon haben.

Vielleicht könnten zwei ganz unpolitische Ansätze helfen. Sinnvoll wäre es erstens, wenn am Anfang jeder Einsamkeitspolitik das Eingeständnis stünde, dass man durch einzelne Aktivitäten gar nichts lösen kann. Das würde die Wahrnehmung dafür schärfen, dass Einsamkeit zum einen zum Menschsein gehört und zum anderen in ihrer akuten Gestalt ein wesentlicher Aspekt der heutigen Gesellschafts- und Wirtschaftsordnung, des gegenwärtigen Lebensstils ist. Man braucht keinen mit viel Aufwand erhobenen nationalen Einsamkeitsindex, um zu erkennen, dass die Lockerung und Auflösung verbindlicher Beziehungen nicht zuletzt der Preis für wirtschaftliche und gesellschaftliche Liberalisierungen ist. Zweitens wäre es sehr zu begrüßen, wenn Politiker sich vor ihren Statements ein paar Gedanken zur Sprache machen würden. Denn die übliche Mischung aus kommunikativer Aggression («Einsamkeit bekämpfen»), Aufmerksamkeit heischender Hysterisierung («neue Pandemie») und polittechnokratischem Jargon («das Schaffen von Teilhabemöglichkeiten und die Etablierung neuer Zugangswege zu besonders gefährdeten Gruppen») führt nur dazu, dass sich ein Gespür für dieses Gefühl nicht einstellen mag und die unter ihm leidenden Menschen übersehen werden.

Offene Türen: Adolf von Harnacks Aufgeschlossenheit

Der Theologe und Wissenschaftspolitiker Adolf von Harnack (1851 bis 1930) schrieb um 1914 einen erstaunlichen Brief an die mit ihm befreundete «Frau Vossler», wahrscheinlich die Ehefrau des bekannten Romanisten Karl Vossler, der in den *Grünen Blättern*, der Zeitschrift von Schloss Elmau, veröffentlicht wurde. Elmau begann damals, sich zu einem erfolgreichen Erholungs- und Bildungszentrum für religiös Suchende, Lebensreformer und Kunstliebhaber zu entwickeln. Geführt wurde es von Johannes Müller, einem charismatischen, spätprotestantischen Freigeist und Seelenführer. Heute ist Schloss Elmau ein Fünf-Sterne-Hotel mit einem anspruchsvollen Kulturprogramm. In der ihm eigenen klaren Sprache schreibt Harnack:

> Einsamkeit ist ein Gefühl, das auch in den glücklichsten Verhältnissen gerade die Lebendigsten, Mann und Frau, immer wieder bald schmerzlich, bald aushöhlend überfällt. Ich glaube, es geht auf etwas ganz Tiefes, Metaphysisches zurück, und es kann auch nur von hier aus geheilt oder vielmehr getröstet werden, denn es ist letztlich der Ausdruck dafür, daß wir in uns selbst durch uns isoliert sind, während wir aller Schranken los und ledig sein möchten, und alles, was uns lebendig und lieb ist, in uns hineinziehen. Und je reicher eine Seele ist, um so lebhafter ist diese Sehnsucht; ich sehe das am deutlichsten in dem großen Augustin, wenn er schmerzlich ausruft: «Mein Gott, ich habe ja nur mein ‹Ich›; wie bettelarm bin ich!» Um daraus herauszukommen, soweit es möglich ist, gibt es nur einen Weg, der aber umkehrbar ist: entweder von Gott zum Nächsten oder vom Nächsten zu Gott durch jene Liebe, die nichts für sich sucht und daher immer findet. Fast das tiefste Wort im Neuen Testament, das mich immer wieder neu ergreift, ist das Wort im Johannesbrief: «Denn wir sind vom Tode zum Leben hindurchgedrungen; denn wir lieben die Brüder.» Dieses «denn» ist die paradoxeste und beglückendste Begründung zugleich. Und so sollen wir uns üben, die Nächsten und die Fernsten in uns hineinzuziehen als die wahren Eingeweide eines seligen Lebens.

Aber nicht zu viel über Einsamkeit und dergleichen Gefühle reflektieren; das ist gefährlicher als das dumme Wort: «Erkenne dich selbst.» Vielmehr soll man vom Guten jeden Tages leben und dem Ärgerlichen, Widerlichen an uns selbst und den Widerfahrnissen mit Mut und Humor begegnen, jenes Gefühl der Dankbarkeit in uns pflegend, das, wenn es geübt wird, auf Schritt und Tritt sich herausgefordert sieht. Man muß zuletzt dankbar empfinden, daß es einem immer noch über Verdienst und Würdigkeit geht, und daß alles zum Besten gereicht, wenn man es nur richtig aufnimmt und richtig biegt. Übrigens, glaube ich, hast Du diese Mahnung gar nicht nötig; sie ist auch gar nicht als Mahnung gemeint, sondern als ein dankbarer Ausdruck dafür, daß man immer noch mit sich, Gott und der Welt ins Gleiche kommt, wenn man nur aufgeschlossen bleibt, in jede Türe eintritt, hinter keiner sich verschließt und sein Schicksal freudig in die eigene Hand nimmt.

Literaturhinweise

Allgemeines

Einsamkeit. Beiträge einer Tagung der Evangelischen Akademie Thüringen vom 21. bis 23. Februar 2020, epd-Dokumentation Nr. 23, 2. Juni 2020.

Einsamkeit? Themenheft der Zeitschrift «dialog» Nr. 1, hg. von der Diakonie Düsseldorf – Gemeindedienst, Düsseldorf 2019.

Kulturen der Einsamkeit, hg. von Ina Bergmann und Dorothea Klein, Würzburg 2020.

David Vincent: A History of Solitude, Cambridge 2020.

1. Koordinaten der Einsamkeit

Marc Augé: Nicht-Orte, Frankfurt/ Main, 1994.

John T. Cacioppo und William H. Patrick: Einsamkeit. Woher sie kommt, was sie bewirkt, wie man ihr entrinnt, Heidelberg 2011.

Nicolas A. Christakis und James H. Fowler: Connected, New York 2009.

Theresa Entringer und Hannes Kröger: Einsam, aber resilient – Die Menschen haben den Lockdown besser verkraftet als vermutet, Veröffentlichungen des Deutschen Instituts für Wirtschaftsforschung Nr. 46, 9. Juni 2020, Berlin.

Ursula Frede: Einsamkeit im Falle chronischer Schmerzen, in: Psychologie und Gesellschaftskritik 33 (3), S. 69–89, 2009.

Max Frisch: Tagebuch 1946–1949, Frankfurt/Main 1985.

Friederike Gösweiner: Einsamkeit in der jungen deutschsprachigen Literatur der Gegenwart, Innsbruck 2010.
Steffen Nestler, Mitja D. Back und Boris Egloff: Psychometrische Eigenschaften zweier Skalen zur Erfassung interindividueller Unterschiede in der Präferenz zum Alleinsein, in: Diagnostica 57 Heft 2, Göttingen 2011.
Willi Reich: Beethoven. Seine geistige Persönlichkeit im eigenen Wort, Zürich 1963.
Daniel W. Russell: UCLA Loneliness Scale (Version 3). Reliability, Validity, and Factor Structure, in: Journal of Personality Assessment 66 (1996).
Janosch Schobin: All the Lonely People? Warum uns moderne Gesellschaften (noch) nicht einsamer machen, in: «Einsamkeit», epd-Dokumentation Nr. 23, 2. Juni 2020.
Lars Svendsen, Philosophie der Einsamkeit, Berlin 2016.

2. Das Reich der Solitude

In der Wüste: Antonius

Peter Brown: Die Keuschheit der Engel. Sexuelle Entsagung, Askese und Körperlichkeit im frühen Christentum, München 1994.
Karl Holl: Gesammelte Aufsätze zur Kirchengeschichte, Bd. II. Der Osten, Tübingen 1928.

Mystische Abgeschiedenheit: Meister Eckhart

Johann Hinrich Claussen: Glück und Gegenglück. Philosophische und theologische Variationen über einen alltäglichen Begriff, Tübingen 2005.
Versuche über die Einsamkeit, hg. von Helmut Brall, Frankfurt/Main 1990.

In der Studierstube: Isaac Newton

James Gleick: Isaak Newton. Die Biographie, Düsseldorf 2009.
Tobias Hürter: Auf den Schultern der Seuche, in: Hoheluft 5/2020.
Samuel Pepys: Die Tagebücher, Bd. 5 und 6, Berlin 2010.

3. Zufluchtsorte des Für-sich-Seins

Die Sprache der Stille: Haikus

Matsuo Bashō: Hundertundelf Haiku, übersetzt von Ralph-Rainer Wuthenow, Frankfurt/M. 2019 (3. Auflage).

Raus aufs Land: Petrarca

Francesco Petrarca: Das einsame Leben. Über das Leben in Abgeschiedenheit, hg. von Franz Josef Wetz, übersetzt von Friederike Hausmann, Stuttgart 2005.

Ins Spiel versunken: Solitaire

Diderots Enzyklopädie, hg. von Anette Selg und Rainer Wieland, Berlin 2013.

Am Meer: Caspar David Friedrich

Werner Busch: Protestantische Frömmigkeit und bildende Kunst. Schleiermacher im Gespräch mit Caspar David Friedrich, in: Christentum – Staat – Kultur. Akten des Kongresses der Internationalen Schleiermacher-Gesellschaft in Berlin, März 2006, hg. von Andreas Arndt u. a., Schleiermacher-Archiv, Bd. 22, Berlin 2008, 253–269.

Werner Hofmann: Caspar David Friedrich. Naturwirklichkeit und Kunstwahrheit, München 2000.

Ellen MacArthur: Ich wollte das Unmögliche. Wie ich allein die Welt umsegelte, München 2003.

4. Die Weiten der Loneliness

In der Höhle: Robert Voorhis

Henry Trumbull: Life and Adventures of Robert, the Hermit of Massachusetts (1829).

Auf Wanderschaft: Frederick William Robertson

Charlotte Broicher: Frederick William Robertson. Sein Lebensbild in Briefen, Gotha 1911.

In einem Lied verloren: Fado

Richard Elliott: Fado and the Place of Longing, Farnham 2010.

Paul Vernon: A History of the Portuguese Fado, Aldershot 1998.

https://www.museudofado.pt/en (Auf dieser Website des Lissaboner Fado-Museums kann man sehr eindrucksvolle historische Aufnahmen hören.)

Zu Hause: Emily Dickinson

Emily Dickinson: Sämtliche Gedichte, übersetzt von Gunhild Kübler, München 2015. (Die Übersetzung des Gedichts «It migth be lonelier» stammt von Johann Hinrich Claussen.)

Christopher Benfey: Emily Dickinson's Secret Lives, in: New York Review of Books, 17. Januar 2002.

Ders.: The Mystery of Emily Dickinson, New York Review of Books, April 8, 1999.

Philip Weiss: Beethoven's Hair Tells All! In: New York Times Magazine, 29. November 1998.

Im Urwald: Horacio Quiroga

Horacio Quiroga: Geschichten von Liebe, Irrsinn und Tod, übersetzt von Wilfried Böhringer u. a., Frankfurt/Main 1986.

Hanne Gabriele Reck: Horacio Quiroga. Biografía y Crítica, Mexico 1966.

Henry David Thoreau: Walden oder Leben in den Wäldern, Zürich 1971 (zuerst 1854).

5. Die Inseln der Isolation

Allein in der Menge: Der ägyptische Hiob

Einsamkeit, hg. von Aleida und Jan Assmann, München 2000.

Im Versteck: Homosexuelle Menschen

Herman Bang: Aus der Mappe. Erzählungen und Betrachtungen, hg. von Heinrich Detering und Claire-Christin Busche, Neumünster/Hamburg 2014.

Mutterseelenallein: Aharon Appelfeld

Aharon Appelfeld: Geschichte eines Lebens, Reinbek bei Hamburg 2005.

Barbara Dobrick im Gespräch mit Aharon Appelfeld: https://www.swr.de/swr2/leben-und-gesellschaft/aexavarticle-swr-50684.html

In der Erinnerungseinsamkeit: Wolfskinder in Ostpreußen

Marta Ansilewska und Christopher Spatz: Gemeinsam einsam? Ein Vergleich «polnischer Holocaustkinder» und «ostpreußischer Wolfskinder», in: BIOS 2/2012, S. 279–295.

Deutschlands vergessene Wolfskinder brauchen unsere Hilfe! Eine Dokumentation der Gesellschaft für bedrohte Völker, Göttingen 2017.

Christopher Spatz: Nur der Himmel blieb derselbe. Ostpreußens Hungerkinder erzählen vom Überleben, Hamburg 2016.

Auf der Flucht: Vier Etappen

Andreas Kossert: Flucht. Eine Menschheitsgeschichte, München 2020.

Widad Nabi: Kurz vor dreißig, küss mich. Ausgewählte Gedichte, Bremen 2020.

Im Zimmer: Die japanischen Hikikomori

Thomas Hahn: Home-Office, in: Süddeutsche Zeitung, 3. Juni 2020.

Andrew McKirdy: The Prison Inside. Japan's Hikikomori Lack Relationships, Not Physical Spaces, in: The Japan Times, 1. Juni 2019.

Unsichtbar werden: Greta Garbo und Marlene Dietrich

Marie-Theres Arnbom: Marlene Dietrich. Ihr Stil, ihre Filme, ihr Leben, Wien 2010.

Eva Gesine Baur: Einsame Klasse. Das Leben der Marlene Dietrich, München 2017.

Karen Swenson: Greta Garbo. A Life Apart, New York 1997.

Alexander Walker: Greta Garbo. Ein Porträt, München 1981.

6. Ankerplätze im Mahlstrom

Gedichte: Erich Kästner und Mascha Kaléko

Mascha Kaléko: In meinen Träumen läutet es Sturm. Gedichte und Epigramme aus dem Nachlass, hg. von Gisela Zoch-Westphal, München 1977.

Erich Kästner: Die Gedichte, Frankfurt/Main 2010.

Tagebuch schreiben: London im Zweiten Weltkrieg

A Free-Spirited Woman. The London Diaries of Gladys Langford, 1936–1940, hg. von Patricia and Robert Malcolmsons, London 2014.

The Diaries of Nella Last. Writing in War and Peace, hg. von Patricia und Robert Malcolmson, London 1996.

Bücher lesen: Kauffmann, Waite und Moltke

John le Carré: Der Taubentunnel. Geschichten aus meinem Leben, Berlin 2016.

Helmuth James und Freya von Moltke: Abschiedsbriefe Gefängnis Tegel. September 1944 – Januar 1945, hg. von Helmuth Caspar von Moltke und Ulrike von Moltke, München 2011.

Terry Waite: Taken on Trust. An Autobiography, New York 1993.

Hundefreundschaften: Gabriele Bärtels

Gabriele Bärtels: Sonst ist da niemand, in: Süddeutsche Zeitung Magazin Nr. 43, 25. Oktober 2020.

Begleitung: Die Ausgeschlossenheit der Obdachlosen

Herzlichen Dank an Barbara Breuer und Helge Riesberg, Berliner Stadtmission, Anna-Sofie Gerth, Leiterin der Berliner City-Station, Johan Graßhoff, Straßensozialarbeiter des Hamburger Diakonie-Zentrums Wohnungslose.

7. Wege und Orte der Befreiung

Zu Besuch: Die frühen Christen und die moderne Gefängnisseelsorge

Adolf von Harnack: Die Mission und Ausbreitung des Christentums in den ersten drei Jahrhunderten, Wiesbaden 1981 (Nachdruck von 1924).

Gerhard Uhlhorn: Die christliche Liebestätigkeit, Darmstadt 1959 (Nachdruck von 1895).

Heinz Vonhoff und Hans Joachim Hofmann: Samariter der Menschheit. Christliche Barmherzigkeit in Geschichte und Gegenwart, München 1977.

Die Sprache entdecken: Helen Keller

Helen Keller: Die Geschichte meines Lebens, übersetzt von Paul Seeliger, Stuttgart 1930.

Zuhören: Die Geschichte der Telefonseelsorge

«Sie wollen eine Stimme hören», in: WELT vom 12.6.2019.

Eva-Maria Lerch: Die Stimme, die immer auf Draht ist, in: Publik-Forum, 23.11.2018.

Philosophie: Der Trost des Boethius

Boethius: Trost der Philosophie. Zweisprachige Ausgabe, übersetzt von Eberhard Gothein, Köln 2006.

Michael Erler: Boethius im Kerker. Einsamkeit als Chance zur Selbstsorge, in: Kulturen der Einsamkeit, hg. von Ina Bergmann und Dorothea Klein, Würzburg 2020, S. 29–38.

John Marenbon: Boethius, Oxford 2003.

Weihnachten feiern: Charles Dickens und Ebenezer Scrooge

Charles Dickens: Die Weihnachtserzählung, übersetzt von Isabelle Fuchs, Köln 2008.

Paul Davis: The Lives and Times of Ebenezer Scrooge, New Haven & London 1990.

Matthias Morgenroth: Weihnachts-Christentum. Moderner Religiosität auf der Spur, Gütersloh 2004.

In der Sackgasse: Das britische Einsamkeitsministerium

Stephen Colbert: The UK Has A ‹Minister For Loneliness› – YouTube

A Connected Society. A Strategy for Tackling Loneliness – Laying the Foundations for Change, London 2018.

Jo Cox Loneliness. Combatting Loneliness – Start a Conversation. A Call to Action, London 2018.

Gemeinsam gegen Einsamkeit – für eine nationale Strategie. Positionspapier der Arbeitsgruppe Familien, Senioren, Frauen und Jugend der CDU/CSU-Fraktion im Deutschen Bundestag, 14.12.2020.

Monty Python: Ministry of Silly Walks (2017): 15 Ministry of Silly Walks Monty Python's Flying Circus – YouTube

Offene Türen: Adolf von Harnacks Aufgeschlossenheit

Adolf von Harnack: Einsamkeit, in: Grüne Blätter. Zeitschrift für persönliche Lebensfragen, Elmau 1914.

Angebote für Einsame

Alle Angebote sind kostenfrei und anonym.

Silbernetz

www.silbernetz.org

- Träger: Silbernetz e. V.
- Zielgruppe: Über 60 und niemand da zum Reden?
- Telefonisch: 0800/470 80 90
- Täglich von 8.00 bis 22.00 Uhr

Schreibenstattschweigen

www.schreibenstattschweigen.de

- Träger: Evangelisch-Lutherische Kirche in Norddeutschland
- Zielgruppe: Junge Menschen, die einsam sind
- Chatberatung
  jeden Montag von 18.00 bis 20.00 Uhr
  jeden Mittwoch von 18.00 bis 20.00 Uhr
  jeden Freitag von 18.00 bis 20.00 Uhr
- Anmeldung über die Webseite per Nickname

Gemeinsam statt einsam

www.u25-deutschland.de

- Träger: Deutscher Caritasverband, [U25] Deutschland

- Beratung per E-Mail für junge Menschen bis 26 Jahren, durchgeführt von dafür ausgebildeten Gleichaltrigen
- Erreichbar über die Webseite, Anmeldung mit Nickname

TelefonSeelsorge

www.telefonseelsorge.de

- Träger: Evangelische und Katholische Kirche in Deutschland
- Telefonisch: 0800/111 0 111 oder 0800/111 0 222 oder 11 61 23
- Per Mail und Chat: online.telefonseelsorge.de
- Täglich rund um die Uhr
- Kontakte zur muslimischen Telefonseelsorge und zu Angeboten in anderen Ländern und Sprachen: www.telefonseelsorge.de/international-helplines/

Malteserruf

- Telefonischer Besuchsdienst der Malteser: Telefonieren gegen die Einsamkeit
- Für weitere Auskünfte: 0221/98 22 95 06
- So funktioniert es: Wer den Telefonbesuch in Anspruch nehmen möchte, meldet sich bei den Organisatorinnen und Organisatoren, die ein telefonisches Vorgespräch führen, einen Ehrenamtlichen finden, der gut passt, und eine Zeit für den Anruf vereinbaren.